SOCIÉTÉ IMPÉRIALE ET CENTRALE

DE

MÉDECINE VÉTÉRINAIRE.

DISCUSSION

SUR UN

NOUVEAU TRAITEMENT CURATIF

DE LA

MORVE CHRONIQUE

COMMUNIQUÉ

Par M. L. PRANGÉ

PARIS

TYPOGRAPHIE DE RENOU ET MAULDE,

RUE DE RIVOLI, N° 144.

1861

DISCUSSION

SUR UN

NOUVEAU TRAITEMENT CURATIF

DE LA

MORVE CHRONIQUE.

Séance du 14 mars 1861.

M. PRANGÉ. — Messieurs, une question du plus haut intérêt, tour à tour abandonnée et reprise, appelle de nouveau l'attention des esprits sérieux; cette question est celle de la guérison de la morve par les arsénites de strychnine. Une première série d'expériences, entreprise à l'École royale vétérinaire de Turin, par les soins de MM. Ercolani, directeur de l'École, et Bassi, professeur, vient d'être terminée; les résultats qui ont été obtenus sont tellement encourageants, que déjà, dans plusieurs États de l'Europe, on répète ces expériences, qui, nous l'espérons, viendront confirmer celles de l'École de Turin.

Ces expériences, au nombre de quarante, sont exposées avec détail dans trois articles du journal publié par l'École vétérinaire, *Il medico veterinario:* les deux premiers, p. 443 et 531, pour l'année 1860; le dernier, p. 64, de l'année 1861. Une figure, représentant les cicatrices des ulcères de la pituitaire, y est annexée. Mais, avant d'en donner les résultats, faisons connaître les raisons de ces expériences, qui avaient été proposées par le cav. professeur Geminiano Grimelli, député au parlement de Turin.

Dès 1855, ce professeur distingué avait proposé et employait, avec succès, le sulfate double de strychnine et de morphine contre les affections strumeuses de l'homme, et plusieurs praticiens, avec M. Grimelli, reconnaissaient dans ce sel double une action très-puissante pour combattre différentes formes morbides de nature strumeuse cachectique dans l'espèce humaine. « En substituant, écrivait M. Grimelli en 1857, à l'acide sulfurique l'arsenic, on obtient un arsénite double de morphine et de strychnine autrement actif et efficace contre les affections lymphatiques glandulaires, séreuses, cancéreuses, et même les affections fongueuses et carcinomateuses les plus opiniâtres et les plus rebelles; cet arsénite morphistrichnique, administré de même que le sulfate double à la dose d'un seizième à un huitième de grain, et avec avantage aussi, du huitième de grain jusqu'à un quart en plusieurs fois dans le courant de la journée, réussit très-bien dans le traitement et la guérison de ces maladies, en donnant des caractères particuliers d'une action médicamenteuse en rapport exact avec la nature de l'acide salificateur. »

Dès 1855 aussi, le sulfate double de morphine et de strychnine fut recommandé et administré avec avantage dans les affections lymphatiques glandulaires, si communes chez le cheval. A ce sujet, M. le professeur Grimelli s'exprime ainsi : « Le sulfate double de morphine et de strychnine, administré à la dose de 1 scrupule (1 gramme 7 centigrammes) par jour, donné en trois ou quatre pilules au cheval affecté de morve ou de farcin, parvient en peu de jours à atténuer et même à combattre ces maladies, restées jusqu'à ce jour inguérissables. D'après les données des expériences et des observations entreprises avec ce médicament précisément sur des chevaux morveux, depuis la dose la plus faible, et sans résultat, jusqu'à la dose la plus forte, mais mortelle, comprise entre le demi-scrupule et le scrupule en une seule fois, des vétérinaires des plus distingués, MM. les professeurs Gibellini et Ghiselli, Reggiani et Giberti, se sont occupés du traitement et de la guérison de ces maladies désastreuses des chevaux, ce qui est un progrès véritable pour la médecine vétérinaire; » et, plus loin, M. Grimelli ajoutait : « En même temps, m'aidant de la pathologie comparée, je me suis aussi appliqué à diriger ce traitement contre les maladies des animaux, et spécialement chez les chevaux contre le farcin et la morve, ayant jusqu'à présent obtenu plus promptement et plus complétement la guérison du farcin, et une amélioration extraordinaire de la morve. »

M. le professeur Gibellini a fait connaître en 1860, dans *Il medico veterinario*, p. 385, comment il obtint, au moyen de l'arsénite double de morphine et de strychnine, la guérison complète d'un cheval morveux sur quatre qui avaient été mis en expérience.

Il vint à la pensée de M. Grimelli que l'arsénite et le bi-arsénite de strychnine devaient beaucoup mieux être appropriés à la nature des maladies de ces animaux; c'est dans cette idée qu'il invitait MM. Ercolani et Bassi à instituer des expériences sur cet important sujet. Ils acceptèrent l'invitation qui leur était faite, mais se réservant toutefois de faire connaître les résultats obtenus après avoir expérimenté sur une grande échelle. Les effets qu'ils obtinrent furent si étonnants, si merveilleux, qu'ils se décidèrent, et pour cause, à publier la première série des expériences qu'ils venaient de terminer.

M. Grimelli n'ayant point donné une méthode de traitement à suivre dans les expériences, ni fait connaître de procédé chimique pour obtenir ces deux sels de strychnine, ce fut M. Chiappero, professeur de chimie et de pharmacie à l'École royale de médecine vétérinaire de Turin, à qui fut confié le soin de la préparation de l'arsénite et du bi-arsénite de strychnine.

Nous allons succinctement exposer la marche qu'il a suivie pour arriver au procédé auquel il accorde la préférence.

Le peu de solubilité de la strychnine et de l'acide arsénieux, ainsi que le peu d'affinité réciproque de ces deux substances qu'on voulait avoir combinées pour des expériences cliniques, l'obligèrent à tenter différents moyens pour arriver à en obtenir la combinaison. Il eut tout d'abord recours au facile expédient de la double décomposition, en mettant en présence une solution aqueuse de chlorhydrate de strychnine avec une solution, en quantité équivalente, d'arsénite potassique. La décomposition eut lieu réciproquement, mais elle ne fut pas complète, et il obtint ainsi quelques cristaux d'arsénite de strychnine, mais tellement chargés de chlorure et d'arsénite potassique, qu'il ne sut comment les en débarrasser. Il fut obligé de renoncer à ce procédé.

Alors, partant de cette considération de la solubilité moindre de l'arsénite de strychnine comparativement au chlorhydrate correspondant, et ayant ainsi la possibilité de substituer l'acide arsénieux au chlore ou à l'acide chlorhydrique, il versa, en proportion équivalente, ce dernier dissous dans l'eau bouillante dans une solution chaude de chlorhydrate de strychnine; par le refroidissement, il se déposa du chlorure de strychnine cristallisé : presque tout l'acide arsénieux s'était séparé.

Il essaya ensuite le procédé employé pour obtenir le sulfate de quinine; les résultats ne furent pas plus satisfaisants.

Le procédé auquel il s'arrêta pour obtenir l'arsénite est le suivant :

Pr. Strychnine pure cristallisée	41	grammes	95	centigr.
Acide arsénieux pulvérisé	13	—	38	—
Acide chlorhydrique concentré	10	—		
Eau ordinaire	800	—		

On met ensemble ces substances dans une capsule de porcelaine, et on fait bouillir lentement jusqu'à ce que le tout soit complétement dissous; on filtre à chaud et on abandonne le liquide, qui se prend en masse cristalline par le refroidissement. Par la filtration, on sépare l'eau-mère, qui donne une réaction très-acide, et qui fournit encore par l'évaporation une petite quantité de sel, mais beaucoup moins pur et très-coloré.

Dans cette réaction, l'acide chlorhydrique, en quantité insuffisante pour saturer toute la strychnine, et étant un des meilleurs dissolvants de l'acide arsénieux, semble se borner à faciliter la combinaison, puisqu'il ne s'empare que d'une faible quantité des produits qui en naissent, l'acidité des eaux-mères étant due à l'acide chlorhydrique libre.

Ainsi obtenu, l'arsénite de strychnine est en petits cristaux prismatiques très-blancs, transparents; il ne renferme point d'eau de cristallisation; il est sans odeur, mais très-amer au goût. A l'air libre, dans les conditions ordinaires, ce sel est inaltérable; chauffé dans une petite capsule, il se ramollit d'abord, puis successivement se colore en brun, devient spongieux, ensuite il se produit une fumée épaisse qui répand une odeur alliacée très-manifeste; chauffé à l'abri du contact de l'air, c'est-à-dire dans un tube de verre, il se ramollit, se colore en brun également, en dégageant une vapeur blanche sans odeur alliacée; sur les parois moins chaudes du tube se dépose l'arsenic élémentaire.

L'arsénite de strychnine se dissout dans 300 parties d'eau froide, et dans 16 parties lorsqu'elle est bouillante. Soluble dans l'alcool, il est presque insoluble dans l'éther. La solution aqueuse est tout à fait neutre : traitée par l'acide sulfurique, il se précipite une poudre blanche d'acide arsénieux; l'acide chlorhydrique n'y produit aucun changement; le tannin la précipite en blanc sale; le sulfate de cuivre y fait naître un précipité verdâtre. Ce sel offre, du reste, tous les caractères des autres sels de strychnine.

Pour obtenir le bi-arsénite, composé dans lequel entre une plus forte proportion d'acide arsénieux, M. Chiappero employa à cet effet deux équivalents d'acide pour un seulement de strychnine, procédant du reste comme dans le premier cas. Mais, pour arriver à la dissolution complète des substances employées, il dut faire intervenir l'acide chlorhydrique en grande quantité; c'est pourquoi il est à craindre que le nouveau produit soit plutôt un mélange d'arsénite et de chlorhydrate de strychnine qu'un bi-arsénite. Du reste, les propriétés du sel composé s'éloignent peu de celles qui sont propres à l'arsénite neutre.

Passons maintenant à la dose, puis au mode d'administration de ces nouveaux médicaments.

MM. Ercolani et Bassi, voulant s'assurer tout d'abord de la dose à laquelle ces agents tétaniques pourraient être administrés au début du traitement, ont constaté : que 1 gramme d'arsénite de strychnine, administré en une seule fois à un cheval de haute taille, détermine, vingt minutes après avoir été introduit dans l'estomac, des phénomènes convulsifs et tétaniques particuliers à l'empoisonnement par la strychnine : ces phénomènes augmentent progressivement jusqu'au moment de la mort de l'animal, qui arrive au bout de trente minutes environ; que 60 centigrammes, donnés en une seule fois, produisent de légères contractions musculaires, tétaniques, mais non la mort. Partant de ces données, l'arsénite, de même que le bi-arsénite de strychnine, fut donné à la dose de 20 centigrammes en deux fois dans la journée; ils augmentèrent graduellement la dose tant qu'il y eut tolérance; de cette manière ils arrivèrent, dans quelques cas, jusqu'à la dose de 40 et même 45 centigrammes par chaque dose, c'est-à-dire à 80 et 90 centigrammes par jour.

Les effets beaucoup plus marqués obtenus par MM. Ercolani et Bassi, relativement à ceux signalés par M. Ghiselli, dépendent peut-être du mode différent de préparation du remède, et sans doute aussi de la haute dose d'arsénite et de bi-arsénite de strychnine à laquelle sont arrivés ces expérimentateurs, M. Ghiselli, lui, n'ayant pas vu l'arséniate morphistrychnique toléré au delà de 4 grains (20 centigrammes par jour).

Le mode d'administration de ce médicament est aussi simple que facile : c'est en pilules qu'on le donne; il suffit, pour cela, d'en placer une dans un morceau de pain gros comme un œuf et de le présenter sur la main à l'animal, qui ne fait aucune difficulté pour le prendre. Il est très-rare que les animaux refusent.

Pendant le traitement avec les sels de strychnine, tous les animaux furent placés à part dans des écuries parfaitement aérées, parce que l'air pur, renouvelé, aide puissamment les effets et la marche du traitement. Comme ration journalière, ils reçurent 8 kilogrammes de foin de bonne qualité et 6 litres d'avoine.

Les expériences qui ont été faites sur des chevaux et des mulets ont démontré que l'action du bi-arsénite de strychnine est plus prompte et plus rapide que celle de l'arsénite simple, autant pour cicatriser les ulcères de la pituitaire des animaux affectés de morve que pour arrêter les lésions déjà établies dans l'organe pulmonaire, et améliorer en même temps l'état général des animaux. En sacrifiant quelques animaux qui extérieurement parurent guéris ou leur état amélioré, MM. Ercolani et Bassi ont pu étudier les effets obtenus par ce nouveau traitement, mais sans chercher à en expliquer l'action. Du reste, les effets produits par l'arsenic sur l'homme et sur les animaux sont bien connus, et il n'y a pas un vétérinaire qui ignore les résultats qu'on obtient avec l'arsenic dans le traitement du farcin.

Quant à la noix vomique, MM. Hertwig et Hering en ont fait usage extérieurement sur le cheval dans les suppurations étendues. Le premier a même fait connaître qu'il avait eu inutilement recours à la noix vomique seule pour combattre la morve.

Sur les quarante expériences formant la première série, je vais en rapporter trois seulement : une de morve simple, une de morve compliquée de farcin, et une de morve compliquée de l'inflammation de la muqueuse des sinus frontaux, affection spéciale aujourd'hui encore mal connue quant à sa nature.

Deuxième expérience.— Pouliche de quatre ans, en médiocre état, passée des infirmeries d'un régiment de cavalerie légère à l'Ecole, étant affectée depuis un mois de morve chronique confirmée.

Le 16 juillet 1860, on commence le traitement en administrant 30 centigrammes en deux fois d'arsénite de strychnine.

Le 17 et le 18 juillet, on répète la même dose.

Du 18 au 23 juillet, on augmente graduellement la dose (5 centigrammes par jour) jusqu'à 60 centigrammes.

Le 23 juillet, suspension du remède.

Du 25 au 31 juillet, on administre par jour 65 centigrammes d'arsénite de strychnine.

Le 1er août, suspension du remède.

Du 2 au 8 août, on administre par jour 70 centigrammes d'arsénite de strychnine.

Le 9 août, suspension du remède.

Du 10 au 15 août, on donne le remède à la dose de 73 centigrammes.

Le 16 et le 17, on porte la dose à 75.

Du 18 au 22, on augmente encore la dose du remède, et on administre à l'animal 78 centigrammes par jour en deux fois.

Du 16 juillet au 23 août, jour où l'animal fut sacrifié, on constata toujours une amélioration progressive dans les symptômes de l'affection ainsi que dans l'état de nutrition. L'écoulement était presque devenu nul; les ulcères apparents sur la pituitaire étaient déjà cicatrisés; seulement les ganglions submaxillaires avaient notablement diminué de volume, mais ils n'avaient pas entièrement disparu.

L'ouverture du cadavre fit voir les cavités nasales couvertes à la lettre de cicatrices nombreuses et très-étendues; seulement, vers le fond d'un cornet, à gauche, on voyait une ulcération d'ancienne date, de la largeur d'un sou, en voie de complète cicatrisation. La muqueuse nasale était lisse et de couleur rosée; il n'y avait aucune ulcération nouvelle.

La lésion pulmonaire, qui dans ce cas était préexistante et grave, était aussi en voie véritable d'amélioration, c'est-à-dire que les noyaux circonscrits dans la substance pulmonaire n'étaient plus environnés d'ecchymoses; les ganglions submaxillaires, qui n'avaient pas entièrement disparu, avaient subi une transformation fibreuse. Par cette autopsie, on acquérait la certitude que les lésions organiques de la morve peuvent disparaître par l'usage à l'intérieur de l'arsénite de strychnine.

Septième expérience. — Pouliche de quatre ans, de race toscane, d'un embonpoint satisfaisant, de bonne taille, affectée depuis quinze jours environ de boutons farcineux sur la fesse gauche et d'ulcères morveux sur la pituitaire du côté correspondant, avec écoulement abondant, ganglions submaxillaires très-gros, durs, indolents et adhérents.

On commença le traitement, le 1er octobre, avec le bi-arsénite de strychnine, à la dose de 60 centigrammes administrée en deux fois.

Du 1er au 3 octobre, chaque jour, on répète la même dose de 60 centigrammes.

Du 4 au 7, on porte la dose à 65 centigrammes.

Le 8 idem, à 70.

Le 9, suspension du remède non indiquée par des phénomènes d'intolérance.

Du 10 au 18 octobre, on revient à 70 centigrammes.

Le 19, suspension du remède non indiquée par des phénomènes d'intolérance.

Le 25 idem, à 70.

Le 26, on cesse le traitement, considérant l'animal comme guéri.

Cette pouliche avait déjà été affectée de farcin à la poitrine, qui avait été traité localement. Depuis trois mois, elle était guérie.

Avant que le traitement par le bi-arsénite de strychnine fût entrepris, les boutons de farcin avaient été cautérisés avec le feu.

Du 1er au 16 octobre, les phénomènes morbides de la morve et du farcin allaient successivement en diminuant; ils cessèrent complétement; seulement les ganglions submaxillaires persistaient. Pour en obtenir la résolution, on fit deux frictions mercurielles. Le 12 novembre, l'engorgement ganglionnaire avait entièrement disparu, époque où l'animal fut rendu guéri à son propriétaire. La suspension du médicament, dans le cours du traitement, ne fut point déterminée, comme il est dit, par aucun phénomène pouvant se rapporter à l'action toxique du médicament.

Vingt-neuvième expérience. — Jument de neuf ans, de race savoyarde, en bon état. Entrée à l'Ecole le 22 novembre 1860, affectée de morve chronique s'exprimant par un jetage de la narine droite, cicatrice étoilée visible sur la muqueuse de ce côté, et par l'induration et la tuméfaction des ganglions sublinguaux. Il existait en outre un gonflement de la table osseuse formant la partie antérieure du sinus frontal droit. Afin de mieux préciser le diagnostic de la morve chronique, on eut recours à l'analyse du sang, ainsi qu'à l'épithéliôme en pratiquant la trépanation du sinus. L'analyse du sang démontra une augmentation jusqu'à 20 pour 1000 de la fibrine. Par l'autre moyen, on reconnut un épaississement énorme de la muqueuse; elle avait une épaisseur de 1 centimètre 1/2, quand, à l'état normal, elle n'a ordinairement que celle d'une feuille de papier. Ces deux altérations rendaient plus certain le diagnostic de la morve compliquée d'épithéliôme.

Le 24 novembre, on administra en deux doses 25 centigrammes de bi-arsénite de strychnine; — du 25 au 27, 25 centigrammes; — le 28, 30; — le 29, 35; — du 30 au 3 décembre, 40; — le 4 et le 5, 45; — le 6 et le 7, suspension; — le 8, 40; — le 9 et le 10, 45; — le 11 et le 12, 50; — le 13, 50;

— le 14, 55; — le 15, 60; — le 16, suspension; — du 17 au 19, 60; — le 20, 65; — le 21 et le 22, 70; — le 23, 35. — On ne donna pas de dose le soir, parce que l'animal, vers le dixième jour, battait violemment des flancs, et que, dans plusieurs régions du corps, il était mouillé de sueur. — Le 24 décembre, 70; — du 25 au 28, 75 : l'animal donne des signes d'intolérance; — le 29 et le 30, 60; — le 31, 50; — le 1er et le 2 janvier 1861, 55; — le 3 et le 4, 60; — le 5, 65 : sueur aux flancs et respiration accélérée; — le 6, 50; — le 7, 55; — le 8, suspension; — le 9, 55; — du 10 au 12, 50; — le 13, 55; — du 14 au 16, 65; — le 17, 70.

L'altération de la muqueuse des sinus a été détruite par l'introduction du sublimé corrosif en poudre et par des injections d'une solution du même agent dans la proportion de 0.50 pour 100 d'abord, enfin de 1 pour 100.

L'animal semble parfaitement rétabli.

D'après ces expériences, il résulte que l'action de l'arsénite et du bi-arsénite de strychnine ne saurait plus être mise en doute aujourd'hui dans le traitement de la morve chronique, du farcin, et aussi de la morve compliquée de farcin, puisque, sur dix-sept animaux, le succès du traitement a été complet. MM. Ercolani et Bassi pensent qu'en comparant les avantages obtenus avec les insuccès, on pourrait peut-être dire que la morve chronique véritable est de toutes les affections graves celle qu'on peut le plus facilement et le plus sûrement guérir.

Sur six chevaux, ils ont eu la preuve que la morve chronique, comme toutes les affections graves abandonnées à elles-mêmes pendant longtemps, présente des lésions et des désordres tellement considérables dans l'organisme, qu'elles se trouvent désormais placées tout à fait en dehors des puissances de l'art.

Sur trois animaux, deux mulets et un cheval périrent de morve aiguë pendant le traitement ordinaire avec le bi-arsénite de strychnine. Le courant morbide ne fut point arrêté, malgré la puissance du remède. Ces cas, il est vrai, sont rares, mais ils méritent d'être signalés, afin qu'on puisse rechercher si, chez les mulets principalement, il ne serait pas possible de mettre en rapport l'action du remède avec l'intensité du mal.

A ce sujet, les auteurs ont cherché à favoriser l'action du bi-arsénite de strychnine par l'assa-fœtida ou le sulfate de quinine; ils ont fait préparer de l'arséniate double de quinine et de strychnine, et ce sel a été essayé sur un mulet affecté de morve chronique et un cheval atteint de morve aiguë. Sur ces deux animaux, on a pu constater l'action puissante et vraiment merveilleuse de l'arséniate double de quinine et de strychnine. Ils pensent qu'en unissant le bi-arsénite avec l'assa-fœtida, on pourra diminuer les cas d'insuccès, ainsi qu'on l'a vu, dans ceux où l'expérience était directe pour établir l'action du bi-arsénite de strychnine dans les circonstances même les plus défavorables.

Quatre expériences sont venues confirmer un fait d'un grand enseignement, à savoir que, dans beaucoup de cas, tous les symptômes extérieurs de la morve existent, moins les ulcères caractéristiques; que cet état morbide est dû à une espèce de cancer épithélial ou *épithéliôme* de la muqueuse des sinus maxillaires et frontaux; que la morve chronique véritable, et même la morve compliquée de farcin, sont quelquefois associées à cette lésion spéciale de la muqueuse des sinus, qui est entièrement distincte de l'inflammation de la muqueuse des cavités nasales.

L'incurabilité de la morve étant reconnue par tous les vétérinaires, il leur importait donc peu qu'ils trouvassent ou non, dans les autopsies, la présence de cette altération de la muqueuse des sinus. C'était pour eux une lésion, et rien de plus, en faveur de la confirmation du diagnostic. Alors, confondant ces deux lésions en une seule, il devenait tout à fait indifférent, dans cette idée, que la lésion de la morve fût à la pituitaire ou bornée seulement à la muqueuse des sinus.

Les auteurs de ces expériences ont fait ressortir, dans cette circonstance, toute l'importance qu'il fallait attacher au diagnostic différentiel. Le professeur Haubner lui-même, dans un mémoire qui traite « *De l'inflammation du sinus zygomatico-maxillaire chez le cheval et de la trépanation* (1) », avait déjà signalé en partie l'importance pratique de cette lésion, généralement connue sous le nom impropre de *catarrhe nasal suspect*, qui, sous cette dénomination collective, comprend plusieurs états morbides très-différents, se manifestant par des symptômes communs. MM. Ercolani et Bassi ont donné le nom d'*épithéliôme* à cette affection particulière de la membrane muqueuse des sinus frontaux et maxillaires, se fondant sur les caractères anatomo-pathologiques de cette lésion.

La muqueuse de ces cavités, très-mince dans l'état normal, acquiert ordinairement, lorsqu'elle est malade, une épaisseur de 6 à 10 millimètres; quelquefois elle est épaissie au point de remplir complétement la cavité du sinus; elle offre un aspect tomenteux, presque gélatineux, à surface lisse, bosselée. Vue au microscope, on reconnaît que la masse qui constitue la lésion est formée d'un nombre infini de cellules épithéliales de différentes formes et de tissu unissant extrêmement lâche, qu'on dirait presque enveloppé et pénétré de globules purulents. L'étude de cette lésion est donc d'une très-grande valeur, puisque sa présence seule, dans quelques cas, simule les caractères extérieurs de la morve chronique, sans pour cela

(1) *Magazin für die gesammte Thierheilkunde*, 5e année, no 3.

qu'il y ait des ulcérations sur la pituitaire, et qu'elle se complique aussi, comme nous l'avons vu, de morve et de farcin.

Quoi qu'il en soit, les expérimentateurs de l'Ecole de Turin ont démontré que le bi-arsénite de strychnine est inefficace pour combattre cette affection qui, sous le nom de *jetage* ou de *catarrhe chronique suspect*, cache ou une erreur de diagnostic, ou est l'aveu même de l'impossibilité de l'établir. Lorsque la lésion des sinus sera mieux connue, mieux étudiée, on ne confondra plus la morve chronique, on ne verra plus de morve larvée ou simulée, puisque, par le caractère spécial des sécrétions morbides et leur nature, il sera possible de reconnaître les qualités d'un jetage ou d'un écoulement nasal prenant sa source dans un épithéliôme de la membrane muqueuse des sinus. Il reste à faire des expériences d'inoculation avec les matières provenant d'un épithéliôme, car il se pourrait bien que quelques expérimentateurs, n'ayant eu affaire qu'à cette lésion, soient venus affirmer, quoique expérimentalement, que la morve chronique n'est pas contagieuse. Il y a, sur ce point de la question, une vérification à faire. Dans les cas compliqués d'épithéliôme et de morve, le diagnostic est souvent difficile, mais il n'est pas impossible. Nous recommandons donc, avec MM. Ercolani et Bassi, l'étude attentive de ces faits si nouveaux et si intéressants, précisément parce que, dans les cas complexes, on fait disparaître avec les arsénites de strychnine les phénomènes morbides de la morve, mais jamais le jetage qui dépend d'un épithéliôme des sinus. Il pourrait donc arriver pendant le traitement des insuccès qui n'en seraient réellement pas, puisque ce ne serait pas seulement la morve qu'on aurait à combattre.

Dans les cas d'épithéliôme simple, aussi bien que dans les cas d'épithéliôme compliqué de morve, la guérison n'est pas impossible. Dans le premier cas, on y arrive par la trépanation des sinus et la cautérisation par les caustiques de la muqueuse malade. De tous les médicaments employés, il paraît démontré aujourd'hui que le sublimé corrosif jouit de la préférence et qu'il la mérite réellement. Cette opinion se trouve confirmée par l'administration des arsénites. Dans le second cas, on obtient la guérison par l'usage interne du bi-arsénite de strychnine pour combattre la morve et par l'usage local du sublimé corrosif, absolument comme pour l'épithéliôme seulement. Haubner (*loc. cit.*) avait fait connaître que, pour combattre l'affection des sinus, il n'était pas nécessaire d'avoir recours à un traitement interne. Ces renseignements, donnés aux praticiens consciencieux, suffiront pour les éclairer quant aux prétendus insuccès qu'ils pourraient éprouver.

M. Ercolani, en 1855, rapportait à l'état pioémique (1) quelques formes

(1) *Des lésions organiques communes à la morve.* (*Journal de l'École de Turin*, 2e série, 1re année, p. 193.)

morbides, telles que la morve, le farcin, plusieurs affections chroniques de l'organe pulmonaire et la péripneumonie gangréneuse. D'après cette nouvelle idée, ayant l'observation pour appui, il pensa que ces maladies avaient la raison de leur existence dans un désordre particulier des puissances assimilatrices (1). La surabondance des globules blancs dans le sang des chevaux affectés de ces maladies est le point fondamental de sa doctrine. Ces globules réunis en petites masses sont le fait qui lui fit soupçonner que ces affections étaient de nature purulente, les globules blancs du sang n'étant jamais agglomérés entre eux à l'état normal. L'agglomération des globules purulents donnait l'explication de la formation mécanique des abcès métastatiques dans différentes parties de l'organisme et dans le poumon particulièrement, ainsi que des lésions pulmonaires consécutives, précisément parce que, étant portés dans les dernières divisions des capillaires et ne pouvant les franchir, ils les obstruent : de là la déchirure des parois des petits vaisseaux obstrués et la formation de l'abcès.

En 1858, M. Virchow, professeur d'anatomie pathologique à la Faculté de médecine de Berlin, dans sa *Pathologie cellulaire*, nie absolument le procès pioémique, et dit que beaucoup de maladies, dans l'espèce humaine, les scrofules, par exemple, sont dues à une surabondance de globules blancs dans le sang des malades, état morbide qu'il appelle *leucoémie* ou *leucocitosis*. Il dit aussi que les globules blancs sont fournis au sang par les glandules lymphatiques, et que ces globules, en s'accumulant dans les très-petits capillaires, donnent lieu à leur obstruction et à la formation des abcès métastatiques; il appelle *emboles* les globules blancs obstruant les vaisseaux, et *embolisme* la doctrine qui explique ces faits.

On le voit, c'est bien la doctrine de M. Ercolani sur la morve et le farcin exposée en 1855, et appliquée trois années plus tard à quelques affections de l'espèce humaine, à la Faculté de médecine de Berlin, par M. le professeur Virchow. Il n'y a de changé que les mots qui qualifient cette doctrine, et rien de plus.

M. Ercolani, s'en tenant aux faits seuls et appliquant la théorie à la pratique, pour en arriver à la confirmation, dit qu'en adoptant l'une ou l'autre doctrine, l'idée pratique reste la même, et ce qui le prouve bien, ce sont les faits observés, d'où il résulte que : ou les arsénites de strychnine relèvent la puissance assimilatrice, ou ils diminuent et ramènent à l'état normal l'élaboration des globules blancs dans les glandules lymphatiques, ou bien ils agissent simultanément de l'une et de l'autre manière. Ce qu'il y a de certain, c'est que la méthode de traitement est très-rationnelle,

---

(1) *Recherches pathologiques sur la cachexie purulente ou pioémie chez le cheval.* (*Journal de l'École de Turin*, 1re série, 4e année, p. 337.)

puisqu'elle est confirmée par la pathologie comparée, sur l'homme et sur les animaux, par les observations qu'a recueillies M. Grimelli, et par d'autres dans le traitement des maladies de l'homme avec les médicaments en question, et qu'elles répandent une très-vive lumière sur la médecine humaine.

L'abondance de la fibrine dans le sang des chevaux morveux avait déjà été signalée par plusieurs vétérinaires. Les expériences de Turin viennent confirmer ce fait; les expérimentateurs se sont assurés, par l'analyse comparative du sang d'un même animal malade et guéri par leur méthode, que la quantité de fibrine revenait à l'état normal, c'est-à-dire de la proportion de 20 pour 1000 pendant la maladie, à 7 ou 8 pour 1000 après la guérison obtenue.

Des circonstances particulières, imprévues, que je ferai connaître brièvement en terminant, ont déterminé MM. Ercolani et Bassi à publier plus tôt qu'ils ne l'auraient fait tout ce qui se rattache à cette grave et importante question de la guérison de la morve; ils se sont occupés de la question économique, point très-important en médecine vétérinaire; ils ont donc eu l'idée de substituer à la strychnine l'extrait concentré de noix vomique uni à l'acide arsénieux, et de remplacer aussi la strychnine soit par la brucine, soit par l'igasurine, qui ont une action analogue mélangées et même combinées avec l'acide arsénieux. Nos essais avec ce mélange nous font partager l'idée heureuse de cette substitution.

De plus, ils ont établi qu'il y avait entre le bi-arsénite de strychnine et ce mélange le rapport de 1 à 10, comme équivalent, et ils se sont assurés, par l'expérimentation, que, pour obtenir des effets toxiques et la mort, il fallait élever la dose de cette préparation de 12 à 20 grammes.

Ainsi, par cette nouvelle formule, qu'on peut appeler économique, la dépense moyenne, qui était, pour le traitement d'un cheval morveux, de 20 à 25 francs avec les arsénites de strychnine, peut être réduite à 5 ou 7 francs seulement avec le mélange d'extrait de noix vomique et l'acide arsénieux. On pourra donc en étendre l'application même aux cas invétérés pour lesquels il est indispensable de continuer ce traitement pendant longtemps.

En résumé, les 40 chevaux qui ont été soumis aux expériences étaient affectés :

21 de morve chronique;
1 de morve aiguë;
6 de farcin;
8 de morve et de farcin;
3 de morve compliquée d'épithéliôme de la muqueuse des sinus frontaux et maxillaires;

1 de morve et de farcin avec épithéliôme.

Sur ces 40 animaux, le résultat a été définitif pour 30; 10 restent en traitement, et sont les suivants :

1 mulet affecté de morve chronique;
1 cheval affecté de morve aiguë;
2 chevaux affectés de farcin général très-grave;
4 chevaux morveux-farcineux;
1 cheval avec morve compliquée d'épithéliôme;
1 cheval morveux-farcineux avec complication d'épithéliôme.

Les résultats seront indiqués ultérieurement.

Quant aux 30 dont les résultats sont connus, il y en avait :

20 affectés de morve chronique;
4 de farcin;
4 morveux-farcineux;
2 de morve compliquée d'épithéliôme.

Sur ces 30 animaux traités pour ces maladies, 18 guérirent, 12 furent sacrifiés comme incurables ou moururent.

Ce résultat est très-important. Parmi les 12, nombre des insuccès, figurent 2 mulets, de plus 6 chevaux (on pourrait dire 7), sur lesquels l'expérience fut continuée pendant peu de jours, mais moins pour traiter des animaux dans le marasme que pour mesurer l'action du médicament, alors que les animaux ne mangeaient déjà plus. Dans les insuccès se trouve aussi un cheval affecté de morve et d'épithéliôme. La morve fut guérie, mais non l'épithéliôme. Ce n'est pas là un insuccès : les expérimentateurs alors n'avaient pas des idées bien arrêtées sur la nature de l'affection des sinus, qui réclame un traitement local. Les véritables insuccès se réduisent donc rigoureusement à trois seulement, et il y aurait dix-huit cas de réussis contre trois insuccès réels sur vingt et un cas traités chez le cheval. On pourrait, à la rigueur, dire que, sur les dix-huit cas, il y aurait à soustraire les quatre cas de farcin, qui peut-être auraient pu guérir par les moyens ordinaires. Il resterait donc quatorze cas d'un succès véritable et inespéré sur dix-sept expériences.

Les conclusions de cette première série d'expériences sont les suivantes :

1° Avec les arsénites de strychnine, le problème de la guérison de la morve chronique et du farcin, même général, si ces affections sont récentes, est résolu théoriquement et pratiquement.

2° La méthode curative, pour ces maladies, n'est pas très-simple; elle doit varier suivant le degré de la maladie, ses complications et la tolérance du remède par les animaux.

3° Le problème de la guérison de la morve demande à être étudié sous le point de vue économique. Le moyen économique proposé mérite d'être étudié attentivement.

4° Pour le moment, le bi-arsénite de strychnine, préparé par la méthode de M. Chiappero, est le remède souverain pour traiter la morve chronique chez le cheval.

5° L'arséniate de strychnine et de quinine promet de bons résultats dans la morve chronique des mulets, et peut-être aussi dans quelques formes très-graves de morve chez le cheval.

6° Dans les cas de morve compliquée de farcin, même quand les formes de la maladie sont légères, il existe toujours un profond désordre organique qu'on ne suppose pas toujours aussi grave. L'expérience a démontré qu'une morve chronique véritable, même très-grave, cède plus promptement et plus sûrement à l'action du bi-arsénite de strychnine que celle à forme légère de morve compliquée de farcin, même peu grave.

7° Dans les cas de morve compliquée d'épithéliôme de la muqueuse des sinus, l'usage interne du médicament est insuffisant : pour guérir, il faut traiter localement l'épithéliôme avec le sublimé corrosif ou d'autres caustiques, en pratiquant la trépanation des sinus.

8° L'arséniate double de quinine et de strychnine devra peut-être être préféré dans les cas graves de morve, où la pituitaire est de couleur plombée ou azurée.

9° Le bi-arsénite de strychnine arsénié, ainsi qu'il a été expérimenté dans deux cas, n'est pas plus avantageux que le bi-arsénite seulement.

10° Par l'usage de ces préparations, non-seulement les lésions organiques propres à la morve et au farcin disparaissent, mais encore la composition du sang se rétablit.

Enfin, Messieurs, vous vous rappelez qu'au commencement de cette communication, il a été parlé de M. Grimelli. Cet honorable professeur se serait ému des résultats si vraiment extraordinaires obtenus à l'École de Turin par MM. Ercolani et Bassi avec l'arsénite et le bi-arsénite de strychnine, que lui-même leur avait conseillé. Les articles publiés dans *Il Medico veterinario* ont justement éveillé l'attention. Déjà une commission nommée par le ministre de la guerre du Piémont répète les expériences ; tous les vétérinaires de régiments expérimentent ; en Allemagne, on va expérimenter ; en France même, elles sont déjà commencées. Pour ma part, j'ai débuté par la formule économique, c'est-à-dire l'extrait arsenical de noix vomique. Actuellement, M. Grimelli fait écrire dans tous les journaux italiens, et même dans les journaux politiques français, que la *méthode Grimelli* guérit les chevaux atteints de morve. Il est incontestable que les arsénites ont été proposés par lui, mais la méthode est bien le fruit des études entreprises par MM. Ercolani et Bassi. Une première série d'expériences, publiées dans un journal spécial, formant un chiffre de 10 animaux traités, établit incontestablement que cette méthode n'est nulle autre part exposée que par les deux honorables professeurs de l'École vétérinaire de Turin.

Je devais donner connaissance de ces faits, afin que chacun pût apprécier à sa juste valeur la réclamation anticipée, faite par M. Grimelli, du bénéfice tout entier des résultats obtenus par les deux habiles expérimentateurs de Turin, qui, depuis huit mois déjà, travaillent sans relâche à la solution du problème, tant de fois cherché, de la guérison de la morve.

Je termine en ayant l'honneur de proposer à la Société de nommer une commission de cinq membres qui seraient chargés de soumettre au contrôle de l'expérimentation la valeur thérapeutique des arsénites de strychnine, ainsi que du mélange d'extrait de noix vomique et d'arsenic, dans le traitement curatif de la morve et du farcin.

M. H. BOULEY demande que, vu l'heure avancée, la discussion soit remise à la prochaine séance. Il croit devoir rappeler que M. Martin, vétérinaire à Brienne-Napoléon, a publié dans le numéro de janvier du *Recueil*, une lettre sur le même sujet, lettre de laquelle il résulte que, depuis longtemps déjà, il traite la morve par un procédé qui se rapproche du procédé italien et avec succès.

M. H. Bouley ajoute qu'il a reçu de M. Martin la relation de plusieurs observations détaillées qu'il publiera prochainement. Il fera connaître, dans la prochaine séance, les résultats d'observations faites à la clinique de l'École sur ce mode de traitement.

Il se réserve, enfin, de faire quelques remarques sur certaines des idées contenues dans la communication de M. Prangé.

M. RENAULT demande, vu l'importance de la question que soulève le travail de M. Prangé, que ce travail soit imprimé et distribué en épreuves avant la prochaine séance, afin qu'on puisse le lire et s'en bien pénétrer avant la discussion.

M. DELAFOND demande à M. Prangé s'il lui serait possible de traduire toutes les observations qui ont trait à la guérison de la morve, afin qu'on puisse bien se rendre compte des faits relatés par les expérimentateurs italiens.

M. PRANGÉ dit qu'il complétera sa communication.

Séance du 11 avril 1861.

M. H. BOULEY. — Messieurs, en entendant, dans votre dernière séance, la lecture que nous a faite M. Prangé, j'ai été saisi, je vous l'avoue, d'une sorte de stupéfaction. Morve et guérison! ces deux mots étaient associés ensemble, en tête de la communication de M. Prangé; il y avait déjà là de quoi bien étonner! Mais ce n'est pas tout, cependant; au dire de nos confrères d'Italie, dont M. Prangé nous a traduit les écrits sur ce point, non-seulement la morve est guérissable, mais encore, de toutes les maladies graves du cheval, ce serait désormais la plus guérissable. Une semblable assertion, qui est en contradiction si complète avec tout ce que l'expérience nous a appris jusqu'à présent, ne peut être acceptée sans examen, et il me paraît utile d'ouvrir la discussion dès maintenant, avant que le traitement nouvellement préconisé ait été mis à l'épreuve, afin de faire disparaître tout malentendu, et que l'on sache bien ce que l'on prétend dire, quand on prétend guérir la morve.

Je commence par déclarer, Messieurs, qu'il n'entre nullement dans mon intention de mettre en doute la bonne foi des vétérinaires italiens, qui affirment avoir guéri la *morve;* seulement, je crois qu'ils n'attachent pas au mot *morve* la même signification que nous, et là me paraît être l'explication des succès si véritablement étonnants qu'ils ont obtenus. Tout à l'heure, j'entrerai à ce sujet dans de plus grands détails. Avant toutes choses, il faut, pour que nous nous entendions bien, et qu'il n'y ait place ici pour aucune équivoque, il faut, dis-je, que nous disions très-expressément quel sens nous attachons au mot *morve;* ce que c'est que cette maladie; comment nous la concevons. Et cette définition faite, nous verrons si nos confrères d'Italie la comprennent comme nous, et si les résultats qu'ils obtiennent par leur traitement ne tiendraient pas à ce que, pour eux, la morve n'est pas absolument ce qu'elle est pour nous.

Abordons donc ce premier point.

Qu'est-ce que la morve? Je ne veux pas, Messieurs, traiter de la nature de cette maladie; cette question peut être laissée de côté. Je me bornerai à caractériser cette maladie par les lésions qui lui appartiennent en propre, et cela doit suffire pour la solution de la question qui nous occupe; car, en définitive, guérir la morve, quelle que soit son essence, c'est faire disparaître les lésions anatomiques par lesquelles elle s'exprime. Pour qu'on puisse affirmer qu'un animal est guéri de la morve, il faut qu'à son autopsie on trouve les organes qui sont les lieux d'élection ordinaire de l'éruption morveuse, sinon dans leur état absolument normal, au moins dans au tel état de réparation, que leur fonctionnement puisse désormais se faire avec une complète régularité.

Donc, qu'est-ce que la morve anatomiquement?

Voici très-sommairement l'énumération des lésions les plus ordinaires que l'on constate à l'autopsie des chevaux morveux :

1° Sur la pituitaire des ulcérations : les unes isolées, d'autres très-confluentes; d'autres réunies ensemble, au point de former de vastes plaies qui détruisent la muqueuse en superficie et en profondeur, à tel point que la cloison du nez elle-même est intéressée, nécrosée. Ces ulcérations n'ont pas toutes le même caractère; il y en a qui ne consistent que dans des érosions toutes superficielles de la pituitaire; elles forment à sa surface des traînées irrégulières : on dirait qu'elles résultent de l'action d'une larve rampante, qui aurait marqué son trajet en rongeant seulement l'épithélium. Ces sortes d'ulcérations, anatomiquement, ne sont rien; mais, au point de vue de la gravité de la maladie, elles ont une très-grande signification, car on ne les rencontre d'ordinaire que dans les morves les plus invétérées.

A côté de ces ulcères, qui ne s'attaquent qu'à l'épithélium de la muqueuse, il en est d'autres : ce sont les chancres véritables, affectant une disposition circulaire à leur début. Plus tard, ils se déforment et deviennent irréguliers dans leurs contours, par suite des empiètements de l'ulcération. Ce qui les caractérise essentiellement, c'est l'exubérance de leurs bords au-dessus du niveau de la membrane, exubérance qui fait que, lorsqu'on les perçoit par le toucher, on éprouve la sensation d'une saillie tuberculeuse, la dépression que ces bords circonscrivent n'étant pas perceptible au doigt. Un des lieux d'élection le plus ordinaire de ces chancres de morve est le repli de l'aile interne du nez. Là, le tubercule, dont les bords renflés donnent la sensation, n'est pas plus gros souvent que la tête d'une épingle. Mais si petites qu'elles soient, ces lésions ont une signification telle que leur constatation suffit pour permettre d'affirmer en toute certitude l'existence de la morve, et quand on fait abattre un animal sur lequel on n'a reconnu de son vivant que la présence d'un ou de deux tubercules ulcérés, sous le repli de l'aile du nez, on peut le faire en toute assurance. A coup sûr, l'ouverture des cavités nasales fera reconnaître l'existence de vastes ulcères plus profondément situés.

2° Outre les lésions ulcéreuses de la membrane pituitaire, la morve se caractérise encore, dans le département inférieur des cavités nasales, par des collections purulentes dans les cavités des cornets supérieurs ou inférieurs, et par l'épaississement de la muqueuse qui tapisse ces cavités.

3° Quatre-vingt-quinze fois sur cent, en même temps qu'il existe des plaies ulcéreuses sur la pituitaire, les sinus de la tête, frontaux et maxillaires, d'un seul côté le plus souvent, quelquefois des deux, sont le siége d'une vaste collection purulente. La muqueuse de ces sinus, si fine normalement, est considérablement épaissie. Son tissu infiltré, d'un aspect blanchâtre à la coupe, forme un tapetum tellement épais, dans quelques cas, que la cavité du sinus en est considérablement rétrécie; sa surface est lisse au toucher, mais elle est inégale, par suite de mamelons saillants que forme le tissu de la muqueuse, plus hypertrophié par l'état morbide dans des places que dans d'autres.

Cette lésion des sinus est un des caractères propres de la morve chronique; il lui appartient tout autant que le chancre de la pituitaire. J'insiste dès maintenant sur ce point; on verra pourquoi tout à l'heure.

Poursuivons.

3° Avec les lésions des cavités nasales, cavités inférieures et supérieures, coïncide presque constamment une altération de l'appareil ganglionnaire lymphatique de la région sous-glossienne.

Cette altération consiste, non-seulement dans l'induration du tissu cellulaire constitutif du ganglion, mais encore dans la présence du pus qui remplit ses canaux lymphatiques et s'y trouve comme enkysté. Or, c'est ce pus qui entretient toujours la tumeur ganglionnaire à l'état d'induration et la rend irréductible à l'action des topiques externes. Ce fait est, du reste, assez général. Une tumeur indurée de la pointe de l'épaule, qui renferme du pus dans son centre, résiste à l'action des fondants les plus énergiques. Faites une ouverture à travers les parois de cette tumeur; frayez une issue au pus qu'elle contient, et la résolution s'effectuera avec une assez grande rapidité.

Voilà, Messieurs, pour les lésions morveuses principales de la tête.

Pénétrons maintenant dans la cavité thoracique.

4° C'est une chose presque constante que, dans la morve chronique, le poumon soit farci de *tubercules*, ou autrement dit de petites tumeurs jaunes, du volume d'un gros pois, le plus souvent formées par une enveloppe corticale d'apparence fibreuse, assez épaisse, et recélant dans leur centre soit une matière caséeuse, soit du pus liquide. Je ne donne là, bien entendu, que les caractères objectifs du tubercule tels qu'on les saisit à l'œil nu. Dupuy a dit vrai, quand il a donné l'état tuberculeux du poumon comme un des caractères constants de la morve chronique. Les observations faites après lui ne doivent plus maintenant, à cet égard, laisser de doute dans les esprits.

Mais il n'y a pas que des tubercules dans les poumons des chevaux atteints de la morve chronique. Il est très-commun aussi d'y rencontrer des abcès métastatiques aux différentes phases de leur évolution, depuis la période de leur début, où ils sont constitués par une petite hépatisation rouge, constituant une tumeur du volume d'une noisette, tumeur au centre de laquelle existe une place d'une couleur plus lavée, jusqu'à sa période ultime, où peut-être cette tumeur, après avoir passé par les différentes nuances du gris et du blanc, et s'être ramollie dans son centre, se transforme en tubercule définitif.

Ces abcès métastatiques se remarquent surtout sur les chevaux morveux qui travaillent encore, ou qui sont soumis à des exercices forcés. Dans ceux qu'on laisse dans un état de stabulation absolue, ils sont beaucoup plus rares. Ils semblent témoigner que l'évolution de la morve se continue incessamment. Dans le milieu où j'observe, à Alfort, leur fréquence est telle, qu'il ne m'arrive presque pas de faire une démonstration sur les cadavres des chevaux morveux de la morve chronique, sans que j'aie l'occasion de montrer l'abcès aigu à côté du tubercule.

Ce ne sont pas seulement des tubercules et des abcès métastatiques aigus que l'on rencontre dans les poumons des chevaux affectés de la morve chronique. A côté de ces lésions, la première presque constante, la deuxième très-fréquente, il en est une troisième qui n'est pas très-rare : je veux parler de la *pneumonie lobulaire*, ou autrement dit de la pneumonie ayant envahi un ou plusieurs lobules pulmonaires, et caractérisée soit seulement par de l'hépatisation grise sur la coupe de laquelle on voit le pus suinter par myriades de gouttelettes; soit par de vastes abcès, à parois indurées, d'apparence fibreuse.

Est-ce tout? Non. Dans la trachée, dans les bronches, la muqueuse est souvent épaissie et détruite par de vastes ulcères, identiques à ceux de la pituitaire.

Enfin, les ganglions bronchiques présentent les mêmes altérations que les ganglions sous-glossiens.

Voilà, Messieurs, rapidement énumérées, les lésions morveuses de l'appareil respiratoire seulement.

Mais la morve ne se traduit pas seulement par des lésions de l'appareil respiratoire.

Il est très-ordinaire que, dans les chevaux entiers, elle fasse éruption du côté de l'appareil testiculaire; et vous savez, sans qu'il me soit nécessaire d'insister sur ce point, quelles profondes et irrémédiables altérations elle y détermine.

Souvent aussi les articulations, les gaines synoviales, deviennent le siége de l'éruption morveuse.

Enfin, le farcin, et toutes les altérations qu'il entraîne, sont des modes expressifs habituels de la morve.

Mais il ne me paraît utile, pour la thèse que j'ai à soutenir, d'entrer à ces derniers égards dans de plus grands développements.

Voilà donc ce que c'est que la morve anatomiquement. A ne considérer que l'appareil respiratoire, son lieu le plus ordinaire d'élection, elle en envahit toute l'étendue, depuis le bout du nez jusqu'au bout des bronches, et partout elle s'y accuse par des altérations matérielles tellement tenaces, si profondément inhérentes à la substance, que jusqu'à présent on a considéré comme impossible que la plupart d'entre elles puissent jamais disparaître.

Eh bien! Messieurs, quand on dit que l'on guérit la morve, cela implique que, par la puissance du moyen de traitement dont on dispose, on peut non-seulement faire cicatriser toutes les plaies ulcéreuses dont la membrane pituitaire est ravagée, mais encore ramener la membrane des sinus à sa minceur physiologique; tarir la sécrétion purulente dont elle est actuellement le siége; évacuer les sinus du pus qui y est rassemblé; dissoudre les glandes lymphatiques du cou; faire disparaître du poumon les tubercules, les abcès métastatiques, les cavités purulentes dont il est creusé; rétablir la circulation lymphatique dans les ganglions bronchiques, sans compter toutes les autres lésions de la morve, étrangères à l'appareil respiratoire, que je néglige à dessein.

Sont-ce ces résultats qu'obtiennent vraiment nos confrères de Turin, et est-il vrai que le problème de la guérison de la morve soit aujourd'hui résolu?

Examinons.

D'après la relation que nous a donnée M. Prangé, quarante expériences avaient déjà été faites par MM. Ercolani et Bassi du traitement antimorveux, et, au moment de la publication de ces expériences, le résultat était définitif pour 30 sujets.

Sur ces 30 sujets :

20 étaient affectés de morve chronique;

4 de farcin;

4 morveux farcineux;

2 de morve compliquée d'épithéliôme.

Sur ces 30 animaux traités pour ces maladies, 18 guérirent; 12 furent sacrifiés comme incurables ou moururent. 18 sur 30, ou autrement dit 60 pour 100, ce serait déjà un bien beau chiffre; mais ce chiffre est-il l'expression de la réalité? Il est bien entendu que je ne veux pas dire que nos confrères d'Italie aient voulu tromper; mais il est permis d'admettre qu'ils se sont trompés.

Un premier fait me frappe dans les relevés statistiques que contient la relation de M. Prangé, c'est que, sur les 40 chevaux qui ont été soumis aux expériences, 21 sont reconnus affectés de morve chronique et 3 de morve compliquée d'épithéliôme de la muqueuse des sinus frontaux et maxillaires. D'où il résulterait que, sur 100 chevaux morveux, 7 seulement auraient la maladie des sinus, à laquelle on vient de donner le nom d'*épithéliôme,* et que nous connaissons, nous, sous le nom de *collection purulente des sinus,* tandis que 52 chevaux morveux sur 100 seraient exempts de cette complication.

Si les choses se passent ainsi en Italie, la morve que l'on y observe n'est pas absolument la même que celle que nous observons en France ; car je ne crois pas me tromper en affirmant que, sur 100 chevaux morveux, il y en a bien 95 sur lesquels on constate, à l'autopsie, la collection purulente des sinus, avec épaississement et induration de leur membrane, ou autrement dit l'épithéliôme de ces cavités.

Mais à quels signes a-t-on reconnu que les 21 chevaux que l'on place dans la catégorie des chevaux morveux sans épithéliôme étaient exempts de cette complication? Cela méritait d'être dit, et ne l'est pas. En pareilles matières, on ne saurait mettre trop de précision dans l'exposé des faits. Pour ma part, je déclare qu'il n'est pas très-facile de diagnostiquer si les sinus sont pleins ou vides. Les bruits donnés par la percussion, les manifestations fournies par la sensibilité, sont des signes infidèles, et, dans un grand nombre de cas, ce n'est que par la trépanation qu'on arrive à la certitude.

Mais voyons, par l'analyse de celles des quarante expériences qu'a rapportées M. Prangé, si, vraiment, les expérimentateurs italiens sont bien autorisés à conclure comme ils l'ont fait.

Les citations de M. Prangé sont au nombre de trois seulement.

Le premier fait qu'il rapporte a trait à une pouliche de quatre ans, affectée depuis un mois de morve confirmée. Quels symptômes présentait-elle? Cela n'est pas dit. Elle est soumise au traitement du 16 juillet au 23 août; puis on la sacrifie.

A ce moment, l'écoulement nasal était presque nul ; les ulcères apparents déjà cicatrisés, etc., etc.

A l'autopsie, cicatrices nombreuses sur la pituitaire; mais, dans le fond du cornet, à gauche, on voyait une ulcération d'ancienne date, de la largeur d'un sou, en voie de cicatrisation. La lésion pulmonaire était en voie d'amélioration, dit-on, c'est-à-dire que les noyaux circonscrits dans la substance pulmonaire n'étaient plus environnés d'ecchymoses.

Qu'est-ce que ces noyaux circonscrits dont il est ici question? Étaient-ce des tubercules? mais ces tubercules ne sont jamais environnés d'ecchymoses. Étaient-ce des abcès métastatiques? mais leur ecchymose périphérique disparaît d'elle-même avec le temps. Dans tous les cas, il ressort de cette observation trop incomplète que les poumons restaient farcis de tumeurs, tubercules ou abcès. Pourquoi donc l'auteur se croit-il autorisé à en conclure que, dans ce cas particulier, l'autopsie faisait acquérir la certitude que les lésions organiques de la morve peuvent disparaître par l'usage à l'intérieur de l'arsénite de strychnine?

Dans la deuxième observation, il est question d'une pouliche de quatre ans affectée de farcin et de morve depuis quinze jours. Elle fut soumise au traitement antimorveux du 1er au 20 octobre. Le 12 novembre, l'engorgement des ganglions sous-linguaux, dernier symptôme qui eut persisté, avait entièrement disparu. Cette bête fut rendue à son propriétaire comme guérie. Ce qu'elle est devenue depuis, on ne le dit pas.

Le sujet de la troisième observation était affecté de la morve avec épithéliôme constaté par la trépanation. Le traitement fut continué du 22 novembre au 17 janvier, et, pour combattre l'épithéliôme, on eut recours à la cautérisation de la membrane des sinus par l'introduction du sublimé corrosif en poudre et des injections de solutions de sublimé dans la proportion de 0.50 à 1 pour 100.

L'animal, dit l'auteur de l'observation, semble parfaitement rétabli. Semble! mais l'est-il? Pourquoi ne pas avoir complété cette observation par l'autopsie? Quant à moi, Messieurs, je conserve des doutes sur cette dernière guérison, qui n'est pas affirmée du reste. J'en conserve d'autant plus qu'il m'est arrivé bien souvent de recourir à la trépanation pour essayer de guérir la collection des sinus, et que rien ne m'a paru plus rebelle que cette maladie, même quand elle n'est pas de nature morveuse; mais, quand elle l'est, c'est la maladie incurable par excellence.

Nos confrères de Turin ont bien reconnu, eux aussi, cette incurabilité; mais cette maladie incurable, ils ont cru devoir la distraire de la morve, dont elle n'est, suivant moi, qu'un symptôme, et en faire une maladie complétement à part, qui complique quelquefois la morve, mais ne lui appartient pas; en sorte que, grâce à cette distinction qui n'est pas, je le pense, dans la nature des choses, ils font de la morve une maladie bien plus simple qu'elle ne l'est réellement. Pour eux, son siége principal est dans le département inférieur des cavités nasales. La lésion qui est au-dessus en est indépendante; c'est une autre maladie. Or, cette lésion étant incurable, si on ne guérit pas les chevaux morveux chez lesquels elle existe, ce n'est pas que le traitement demeure inefficace contre la morve; c'est que, à côté de la morve, maladie facilement guérissable, en existe une autre de toute autre nature, l'épithéliôme, sur laquelle le traitement antimorveux n'a pas d'action.

Voilà, Messieurs, le raisonnement qu'ont fait nos confrères de Turin, raisonnement qui leur a été inspiré par leur enthousiasme pour le nouveau traitement, et grâce auquel ils s'expliquent à eux-mêmes les insuccès qui ont suivi l'application de ce traitement dans un certain nombre de cas.

Eh bien! Messieurs, ce raisonnement, je ne le crois pas fondé; je ne crois pas qu'on soit fondé à distraire de la morve la maladie des sinus et à en faire une maladie à part. Cette maladie est une expression de la morve au même titre que le chancre, au même titre que la collection purulente des cornets qui lui est absolument identique; au même titre que les tubercules, que les abcès métastatiques, etc. Et sur quoi me fondé-je pour soutenir cette doctrine? Sur la fréquence de la lésion des sinus dans les chevaux morveux, fréquence telle, en France au moins, qu'on rencontre cette lésion 95 fois sur 100.

Si donc vous ne guérissez pas ce que vous appelez l'*épithéliôme des sinus*, vous n'êtes pas autorisé à dire que vous pouvez guérir la morve ; car l'épithéliôme est une des formes anatomiques de la morve, et, ce qui est très-vrai, une de ses formes les plus rebelles.

D'où je conclus qu'en fait, et d'après le propre aveu des expérimentateurs italiens, le nombre des cas de morve contre lesquels le traitement nouveau reste impuissant est bien considérable, puisque, le plus souvent, la collection purulente des sinus, ou, si l'on veut, l'épithéliôme de ces cavités, coïncide avec les manifestations de la morve dans les cavités nasales proprement dites.

Maintenant, Messieurs, est-ce à dire que le traitement nouveau ne doive pas être pris en très-sérieuse considération; qu'il ne doit pas être mis à l'étude et soumis à une expérimentation suivie. Telle n'est point ma pensée, loin s'en faut, et la preuve, c'est qu'il y a déjà quelque temps que je l'expérimente, non d'après la formule italienne que je ne connaissais pas, mais d'après celle que m'a fait connaitre M. Martin : 2 et 4 grammes d'arsenic par jour et 15 grammes de noix vomique administrés dans les provendes du cheval. Je vais rendre compte à la Société du résultat d'une première expérience. Un cheval entier, affecté de la morve chronique bien caractérisée, — *chancres* sous l'aile du nez, *glande*, *jetage* jaune un peu verdâtre, mal lié, par une narine; poil piqué, etc., — a été soumis au traitement suivant la formule de M. Martin. Au bout de quinze jours, le jetage avait beaucoup diminué, et les chancres visibles étaient en voie de cicatrisation; mais la glande persistait, le poil restait sans lustre. Trois semaines après le commencement du traitement, apparition d'un nouveau symptôme indiquant que la morve, malgré l'amendement de l'état local, dans les cavités nasales, continuait son évolution. Ce symptôme était l'orchite ou autrement dit le *sarcocèle*. Je fis abattre le sujet pour pouvoir me rendre compte du résultat obtenu, avant que de nouvelles lésions se manifestassent dans les cavités nasales sous l'influence de l'effort éruptif dont l'orchite semblait être le prodrôme.

A l'autopsie, qui a été faite dans la salle de clinique, devant les élèves, j'ai constaté dans la région testiculaire toutes les lésions inflammatoires aiguës caractéristiques du sarcocèle à sa première période; dans les poumons, des tubercules, des abcès métastatiques de formation récente; quelques points de pneumonie lobulaire; enfin, dans les cavités nasales, une collection purulente ancienne des sinus, et, sur la pituitaire, des ulcérations multiples en voie manifeste de cicatrisation; la membrane était *marbrée de blanc*, et il était facile de voir que ces marbrures résultaient d'un commencement d'organisation de la lymphe plastique, infiltrée sous les chancres et dans la trame de leur tissu, et affectant déjà, dans beaucoup d'endroits, car les chancres étaient trés-nombreux, la disposition fibreuse et rayonnée propre aux cicatrices qui se substituent aux plaies de la pituitaire. La tendance à la cicatrisation était ici des plus manifestes.

Sur un autre sujet, soumis au même traitement, j'ai rencontré, à l'autopsie. la même infiltration plastique de la pituitaire, donnant à la pituitaire un aspect marbré.

Il serait donc possible, après tout, que la nouvelle médication exerçât une influence marquée sur celles des lésions de la morve qui ont leur siége dans les cavités nasales proprement dites. Il faut la soumettre à une expérimentation suivie; c'est ce que je suis en train de faire.

Mais je crois que, pour que les observations soient complètes en pareille matière, il ne faut pas se contenter des apparences. Il faut que, lorsqu'un cheval morveux d'expérience paraîtra guéri, on l'abatte et on en fasse l'autopsie, afin que l'on puisse constater quel est l'état de ses viscères; car la morve n'est que bien rarement localisée exclusivement dans les cavités nasales inférieures; et ce n'est qu'après avoir réuni un assez grand nombre d'observations, complétées par l'autopsie, qu'on pourra se prononcer définitivement sur la valeur du nouveau traitement que l'on préconise aujourd'hui.

En attendant, je me crois en droit de dire dès aujourd'hui qu'on va trop loin quand on soutient que le traitement de la morve est trouvé, et que cette maladie est la plus facile à guérir de toutes les maladies graves du cheval.

M. PRANGÉ dit qu'il ne croyait pas qu'il fût temps, dès maintenant, d'ouvrir la discussion sur la question qui fait l'objet de la communication de la séance dernière. Il lui semblait qu'il aurait fallu, avant toutes choses, faire des expériences sur la méthode de traitement préconisé par MM. Ercolani et Bassi; mais, puisque la discussion est ouverte, il va y prendre part. Il dit que sa réponse aux objections qui viennent d'être présentées était faite d'avance, car il s'attendait à ce que devaient être ces objections. En conséquence, il va la lire telle qu'il l'a rédigée. La voici :

Messieurs,

Dans la communication que j'ai eu l'honneur de faire à la Société sur les résultats vraiment extraordinaires obtenus par les arsénites de strychnine dans le traitement de la morve et du farcin à l'École royale vétérinaire de Turin, il ne m'avait pas semblé qu'une discussion fût tout d'abord nécessaire, par la raison qu'il n'y avait qu'une question de fait à contrôler, et j'avais pensé que l'expérimentation seule devait prononcer dans cette circonstance. Mais la Société en ayant décidé autrement, et voulant préalablement, sans doute, aborder la discussion avant la question de fait, je me trouve engagé à suivre la discussion sur tous les points où elle sera portée, et notamment sur une affection qui, dans la question de la morve, me paraît mériter la plus sérieuse attention. Cette affection est celle des sinus frontaux et maxillaires, à laquelle les expérimentateurs de Turin ont donné le nom d'*épithéliôme*. C'est donc ce sujet qui va faire l'objet principal de mon argumentation.

Par les faits que j'ai rapportés, il est bien acquis aujourd'hui que la morve est guérissable : car si, sur cent cas, on réussit une seule fois, on est autorisé à admettre que la morve, qui était regardée comme incurable, est guérissable. Les expérimentateurs de Turin n'ont point dit que le remède est infaillible; ils n'ont même jamais eu l'intention de le faire supposer.

Quoi qu'il en soit, j'arrive à la question de l'affection de la muqueuse des sinus, ou épithéliôme, et je pose simplement la question :

Est-ce une affection particulière, ou bien est-elle caractéristique de la morve?

On le voit, la question, quoique sommairement présentée, se trouve encore circonscrite dans le cercle assez étendu du diagnostic différentiel.

Partant de là, il faudrait admettre, pour que cette affection fût un des caractères de la morve, lorsqu'il y a seulement un épithéliôme de la muqueuse des sinus ou une inflammation spéciale de la membrane qui tapisse ces cavités, que c'est là la manifestation d'un état général, l'expression d'un mal de toute la substance, conséquemment que les produits sécrétés qui s'échappent par les cavités nasales sont virulents, et qu'on peut avec ces produits inoculés faire développer la morve. Il reste encore sur ce point à consulter l'expérimentation; ou bien il faut reconnaître, dans le cas contraire, que l'épithéliôme est une affection locale n'ayant tout à fait rien de commun avec la morve.

Mais voyons les caractères différentiels de plusieurs affections qui se manifestent, dans la tête, par des symptômes communs, puisque c'est par les différences comparatives des caractères d'analogie que présentent les maladies entre elles qu'on arrive à les bien distinguer.

Il y a une morve locale, c'est incontestable : c'est la seule guérissable spontanément, c'est la seule qu'on dit avoir quelquefois guérie. Je m'explique :

Lorsqu'un animal en parfaite santé présente tout à coup les trois symptômes caractéristiques de la morve, le jetage, les chancres et l'engorgement des ganglions sous-glossiens, pour peu qu'on ait observé des animaux morveux, on constate : que le jetage est filant, visqueux, légèrement jaunâtre; qu'il s'attache plus ou moins au pourtour des ailes du nez; que les chancres, à ce moment, sont constitués par des saillies ou des élevures plus ou moins irrégulières soulevant l'épithélium de la muqueuse, qui se déchire bientôt en laissant une surface comme chagrinée, pointillée de rouge et de gris; que la muqueuse qui les environne est rouge, légèrement soulevée; qu'elle reflète une teinte roussâtre, cuivrée; que les solutions de continuité sont entourées par un cercle aréolaire rouge, et que, sur la surface de la membrane pituitaire, il y a comme un vernis jaunâtre avec des nuances rougeâtres; que les ganglions qui, ainsi que ces deux lésions, se sont engorgés tout à coup, pour ainsi dire, ne sont que très-peu adhérents; qu'ils sont bosselés, noduleux, douloureux, encore mobiles, mais comme empâtés dans le tissu cellulaire qui les enveloppe. C'est évidemment là la morve aiguë. Par les caractères des lésions et la promptitude de son apparition, on reconnaît qu'elle s'est manifestée sous cet état. C'est la morve, je le répète, s'exprimant localement, et rien de plus; c'est la morve que nous avons nous-même vu guérir sur trois chevaux. On aurait certes mauvaise grâce à venir soutenir que ce n'était pas la morve, se fondant, comme toujours, sur cette assertion que la morve est une affection incurable. Mais y a-t-il chez le cheval, l'âne ou le mulet, une autre affection qui ressemble de loin ou de près à la morve? Je le demande. Pour ma part, j'avoue n'en connaître aucune. Quelquefois, avec la manifestation des caractères de la morve dont je viens de parler, apparaissent en même temps, ou peu après, des phénomènes d'une éruption farcineuse générale.

Mais lorsque, depuis quelque temps, un animal ne mange pas ou très-peu, maigrit; qu'il se produit par intervalle un suintement séro-muqueux par le nez, que le poil se pique, que les ganglions grossissent, mais lentement, en se rapprochant de plus en plus de la table du maxillaire; qu'ils sont durs, indolores; qu'on ne sent le plus souvent qu'une seule tumeur au toucher; que le jetage, peu abondant, plutôt blanchâtre que jaunâtre, s'arrête au pourtour des ailes du nez, s'y attache fortement en se desséchant; que la pituitaire est pâle, froide au contact du doigt; que des ulcères blafards en plus ou moins grand nombre, plus ou moins étendus, réguliers ou irréguliers, se creusent dans cette membrane, assurément il y a là une morve chronique qui s'est lentement développée; toute la substance est malade : conséquemment, il se produit des lésions ailleurs que dans le nez, les fosses nasales n'étant que le déversoir des produits fournis par la maladie. La morve qui apparaît sous cet état et dans ces conditions ne guérit jamais spontanément : c'est celle contre laquelle ont échoué tous les traitements connus et inconnus; c'est celle qui aujourd'hui cède à l'action si remarquablement énergique des agents tétaniques, tels que les sels d'arsenic à base de strychnine, ou l'extrait arsenical de voix vomique. Il peut arriver aussi, dans cette circonstance, que l'écoulement nasal soit consécutif à un farcin général, ou même local, développé à l'état chronique, mais, quoique sous cet état, pouvant transmettre la morve par contagion virulente ou par inoculation.

Mais si un animal qui présente toutes les apparences extérieures de la plus parfaite santé a un suintement séreux, unilatéral ou bilatéral, qui peu à peu augmente et devient en même temps plus dense, blanchâtre; que la pituitaire, par le fait même de l'écoulement, prenne une teinte un peu pâle; que le jetage dure longtemps, qu'il ne survient point d'ulcération sur la membrane muqueuse, et qu'il y ait ou non engorgement ganglionnaire; que l'os frontal ait conservé sa forme régulière, plane; que la percussion de cette partie de la tête ne permette pas de reconnaître une altération occulte de la membrane qui tapisse les cavités des sinus, il y a tout lieu de supposer qu'il y a une inflammation lente, chronique, de la muqueuse des sinus. Plus tard, on peut avec certitude affirmer que cette lésion existe : car les lésions, augmentant, emplissent de plus en plus ces cavités, et il y a alors déformation de la région par la saillie que fait au dehors l'os frontal. Il y a là un épithéliôme des sinus, accusé par le jetage du nez, symptôme seul qui a fait croire à l'existence de la morve. Quant à l'engorgement ganglionnaire, quand il existe, il n'est que symptomatique. Cette affection, toute locale, ne saurait donc être considérée comme caractéristique de la morve. L'affection, bornée aux sinus, ne devient jamais générale; des chevaux qui présentaient cette affection particulière ont pu être conservés pendant très-longtemps dans les infirmeries; ils y étaient placés à tort et désignés sous le nom impropre de *douteux*. Sur 24 chevaux abattus dans un intervalle de quarante-huit heures, et dont l'autopsie fut faite sur-le-champ, 5 étaient atteints d'inflammation chronique des sinus, 3 d'épithéliôme seulement, les 2 autres de morve compliquée de cette affection. En réalité, l'affection des sinus est un mal local qui réclame un traitement local; mais lorsqu'un animal est affecté de morve chronique, l'affection des sinus peut par voie de continuité être produite, de même qu'elle peut être provoquée par un catarrhe nasal ordinaire. Il serait intéressant cependant de pouvoir faire développer artificiellement et à l'état chronique l'inflammation des sinus.

La morve étant contagieuse par virus, quelle que soit la forme, si réellement l'épithéliôme n'est qu'une lésion de la morve, s'il est vraiment caractéristique de cette dernière, les produits sécrétés doivent nécessairement être virulents; et si, par l'inoculation des produits morbides, on n'arrive pas à transmettre la morve, c'est que l'altération des sinus est une affection spéciale, particulière, tout à fait indépendante de la morve, et tout cheval qui présente un jetage prenant son origine dans les sinus, siége du mal bien reconnu, n'est réellement pas un cheval morveux. C'est l'opinion que nous soutiendrons jusqu'à démonstration incontestable du contraire.

Je ne décrirai pas les lésions que présente la muqueuse malade des sinus; il me suffira seulement de rappeler que la muqueuse de ces cavités, quel que soit l'état plus ou moins avancé du mal, présente une surface irrégulière, bosselée, chagrinée comme la tête du chou-fleur, et que la substance à l'intérieur ressemble à du navet cuit. Il me serait impossible, par une autre comparaison, de trouver des caractères physiques ayant plus de ressemblance.

La grande analogie qu'il y a entre le farcin général à l'état aigu, développé à la peau (je veux parler de la surface de l'ulcère et de la matière sécrétée), avec les ulcérations, ainsi que le jetage, disséminées sur la muqueuse pituitaire, fait bien voir qu'il y a identité parfaite entre ces lésions, lorsqu'elles se manifestent simultanément sur le même animal; seulement, quand il n'y a rien dans le nez, il n'y a de différence que dans le mode d'expression.

La ressemblance étant identiquement la même pour le farcin et la morve à l'état chronique, il n'y a pas lieu d'insister pour l'établir. Quant à trouver une analogie plus ou moins éloignée entre les altérations des sinus et les lésions dont je viens de parler, véritablement je n'en vois aucune. Les chancres du nez n'ont évidemment rien, de près ou de loin, qui leur ressemble; la muqueuse pituitaire est creusée, détruite; elle disparaît là où est l'ulcère, et, quand il guérit, il reste à la place une cicatrice étoilée. La muqueuse des sinus, au contraire, de mince qu'elle est, augmente, s'épaissit, se développe, et les caractères pathologiques sont si peu ressemblants entre ces deux muqueuses, qu'ils suffiraient déjà pour faire comprendre qu'il existe des différences aussi profondes et radicales dans leur nature que dans leur caractère de manifestation. Le jetage est tout différent; il est blanchâtre, plus ou moins abondant, épais; quelquefois il est grumeleux. Dans la morve, soit à l'état aigu, soit à l'état chronique, il n'a nullement ce caractère. Je l'ai déjà dit, dans la morve aiguë, il est visqueux, filant, coloré en jaune; il s'attache au pourtour de l'orifice des naseaux, et laisse de cette façon le nez toujours sale. Dans la morve chronique, je le répète encore, il est moins coloré, il a une teinte verdâtre; il est comme poisseux, gluant; en se desséchant, il adhère fortement au pourtour des narines.

Je ne vois donc dans ces caractères différentiels aucune analogie, ni dans les lésions, ni dans les sécrétions; bien plus, il n'en existe pas même dans l'état général des animaux.

C'est la morve, dit-on, ou un de ses modes de manifestation. Soit, mais il faut le prouver, puisque je discute en faveur d'une affection particulière des sinus; et encore, je l'admets pour l'instant, si cette affection des sinus était caractéristique de la morve, il ne suffirait pas de l'affirmer : il faudrait le démontrer et très-clairement. Ainsi, la morve, soit aiguë, soit chronique, est contagieuse. Personne, assurément, ne le conteste plus aujourd'hui. Eh bien! si, lorsqu'il existe un épithéliôme seulement, on transmet, non pas un épithéliôme de la muqueuse des sinus, mais la morve, alors il est incontestable que l'affection des sinus est contagieuse, par conséquent caractéristique de la morve, puisque la morve est contagieuse, et c'est bien la morve confinée dans les sinus; mais si on n'y parvient pas, ce n'est point la morve : c'est une affection spéciale, particulière, qu'on a méconnue et qu'il faut étudier. Nos remarques particulières, les observations de Haubner, ainsi que les expériences de MM. Ercolani et Bassi sur ce point de la question de la morve, ont, à mon avis, plus de valeur que toutes les assertions qu'on pourrait accumuler.

Quand il y a épithéliôme seul des sinus, les arsénites de strychnine sont sans action aucune sur les altérations; administrés pour agir d'une manière générale et prompte, ils restent tout à fait inefficaces, impuissants, pour atteindre dans son principe une affection d'une nature particulière, circonscrite et localisée dans quelques-unes des anfractuosités de la tête du cheval seulement, aucun cas d'affection des sinus, que je sache, n'ayant encore été observé ni sur l'âne, ni sur le mulet; mais, attaqués dans son siége même, localement, par des caustiques énergiques, ils font céder le mal en le détruisant. C'est donc déjà une donnée importante que d'avoir acquis par l'expérimentation que ce mal si difficile à atteindre échappe à une médication interne, et qu'on ne peut en triompher que par un traitement local, ce qu'avait justement démontré Haubner en 1858.

Telles sont les raisons pour lesquelles on ne parvient point à guérir les animaux affectés d'épithéliôme, puisqu'on guérit ceux atteints de morve, et le même insuccès, se reproduisant à l'École vétérinaire de Turin quatre fois de suite sur des chevaux affectés de morve compliquée d'épithéliôme, est une preuve de plus, jointe au diagnostic différentiel, en faveur d'une affection particulière des sinus, puisque les lésions de la morve disparaissent, quand celles de l'épithéliôme persistent.

Le diagnostic de l'affection des sinus est donc d'une très-grande importance, puisqu'il permet de reconnaître une affection toute différente de la morve, n'ayant de commun avec elle que l'écoulement de matières par le nez, et pouvant jusqu'à un certain point faire croire à l'existence de la morve. Un moyen que nous avons souvent mis en usage, non comme curatif de la morve bien certainement, mais comme élément de diagnostic, c'est la *purgation continue*. A l'aide de ce puissant moyen, le doute devient souvent une certitude. Si les signes et les symptômes accusent imparfaitement la morve, elle apparaît bientôt par l'effet de la purgation continue avec tous ses caractères distinctifs; si, au contraire, ce n'est point la morve, ils disparaissent peu à peu, et tout rentre régulièrement dans l'ordre. On comprend cette action par la perversion des fonctions organiques déjà troublées pathologiquement; en exaspérant les phénomènes morbides, on en augmente l'intensité, et l'organisme ainsi frappé fléchit, s'affaisse et tombe, en laissant à nu les désordres produits par la maladie. Dans le cas d'engorgement ganglionnaire, l'effet de la purgation continue fait bientôt sentir son action générale, et le mal s'il est simplement local cède à cette action. Dans la morve aiguë locale, les effets ne sont pas moins remarquables. Sur les trois chevaux dont j'ai parlé, un existe encore actuellement. Entré à la poste aux chevaux de Paris, le 29 septembre 1847, à l'âge de quatre ans, il fut atteint de la morve aiguë, le 19 octobre 1848, avec jetage, ulcérations nombreuses et engorgement des ganglions du côté droit. Déclaré morveux, ce cheval devait être abattu; vu son jeune âge et ses rares qualités, j'obtins un sursis. Par la purgation continue qui était commencée, j'eus la satisfaction de voir disparaître tous les symptômes de la morve. Aujourd'hui *Étalier*, n° 685, doyen de l'établissement, a dix-huit ans, il est bien portant, toujours vigoureux, et n'a jamais été malade depuis; il porte, sur le pituitaire du côté droit, des traces non équivoques de la morve qui s'était manifestée à l'état aigu. Lorsqu'il y a affection du sinus, nous avons plusieurs fois observé qu'elle n'apporte aucun changement dans l'état des animaux. Par le moyen de la purgation continue se confirment les observations de Haubner relatives à un traitement local, et celles de MM. Ercolani et Bassi quant à la médication interne par les agents tétaniques de l'épithéliôme chronique, guérissable par un traitement local et inguérissable par un traitement général.

On sait que les contusions violentes, l'enfoncement des sinus, ou bien une lésion traumatique de ces cavités, quelle qu'en soit la cause, ont toujours pour conséquence une inflammation aiguë de la muqueuse qui s'accompagne de jetage, soit d'un seul ou des deux côtés à la fois, suivant l'étendue de la blessure. Dans ce cas, l'affection n'a rien de particulier; elle ne présente rien de spécial; c'est un épithéliôme aigu qui guérit même assez promptement.

L'épithéliôme chronique peut exister seul, mais souvent il est consécutif à la morve, ou concomitant; c'est un fait incontestable; mais ce qui peut être contesté, c'est la morve consécutive à l'épithéliôme et déterminée par lui seulement.

Quant aux animaux atteints de catarrhes chroniques suspects et dits pour cela *douteux*, il n'y a pas lieu pour cela d'insister sur les caractères de l'écoulement nasal, puisque le plus souvent le jetage est entretenu par un épithéliôme des sinus.

Dans l'étude expérimentale que MM. Ercolani et Bassi ont faite de la morve, ils n'ont pas seulement reconnu que l'épithéliôme est une affection particulière; ils ont encore noté une autre forme morbide due à un état vasculaire de la pituitaire pouvant exister seul ou être associé à la morve, et qui viendrait aussi donner la raison de plusieurs insuccès avec les arsénites de strychnine. Dans cette circonstance, ils ont constaté que la muqueuse tant qu'elle reste de couleur plombée, azurée, il ne survient aucune modification; que les ulcères de la morve ne se cicatrisent que lorsqu'elle reprend sa coloration normale, rosée. Cet état de la muqueuse serait entretenu par une lésion qui se produit par un développement notable des réseaux veineux des cavités nasales, et pouvant donner lieu à tous les symptômes de la morve sans qu'il existe aucune lésion de cette maladie. Cet état morbide peut s'associer à la morve ou accompagner seulement l'affection de la muqueuse des sinus.

Attaché comme vétérinaire pendant plusieurs années au 8e régiment de hussards, j'ai été à même de faire quelques remarques importantes sur les caractères différents que présente le jetage par les narines, ce régiment ayant été, de toute l'armée, un de ceux les plus éprouvés par la morve et le farcin. Dans quelques coryzas, dans quelques cas de gourme, on voit assez souvent des éruptions sur la muqueuse pituitaire, mais qui n'ont qu'une faible analogie avec les ulcères de la morve; cependant on a été jusqu'à dire, et on répète encore de nos jours cette vieille erreur, que quelquefois la gourme se change en morve; nous ne croyons pas à ces transformations morbides; nous n'en admettons même pas la possibilité. La gourme, comme la morve, a ses caractères distinctifs. La morve peut être concomitante à la gourme, l'accompagner, et cette dernière la masquer lorsque les symptômes la dominent par leur intensité, ou bien elle peut lui être consécutive, si bien que, lorsque l'une disparaît, l'autre persiste, ou bien encore on peut prendre la morve pour la gourme.

Il est encore une affection particulière de la muqueuse pituitaire sur les caractères de laquelle je veux dire quelque chose, toujours au point de vue, bien entendu, du diagnostic différentiel. C'est cette affection assez improprement désignée en médecine vétérinaire sous le nom de *morve sèche* (*morbus aridus*, de Végèce), par l'absence probablement de l'écoulement nasal, remplacé dans ce cas par l'expulsion de plaques croûteuses, sèches, minces, qui se détachent et sont rejetées des cavités nasales par ébrouement le plus ordinairement. Sur deux chevaux, j'ai observé ce genre d'affection; un fut abattu, parce qu'il était dans les plus mauvaises conditions. Dans cette morve sèche, sans jetage, les ganglions sublinguaux ne sont même pas engorgés; mais, sur la muqueuse qui tapisse la cloison, — la seule des cavités nasales où l'altération se montre, — il y a une lésion assez peu connue, je crois, à cause sans doute de la rareté des cas observés. La muqueuse n'est point, comme dans la morve, creusée par des ulcérations; seulement, dans toute l'étendue de la membrane, siége du mal, il y a des croûtes jaunâtres, rougies de sang desséché, peu adhérentes, qui se détachent facilement par une légère pression du doigt. Au-dessous, lorsqu'on les enlève, on voit une surface rugueuse, rouge, légèrement saignante, qui ne tarde pas à se recouvrir de nouvelles croûtes en tout semblables à celles que l'on a fait tomber. Dans les deux cas que j'ai observés, je n'ai trouvé aucune ressemblance avec les lésions nasales de la morve, ni même l'ombre d'une analogie avec les lésions que j'ai étudiées dans le cas d'affection chronique des sinus. Je n'ai jamais vu cette altération être associée à aucune autre affection des cavités nasales ou se manifestant par ces cavités. Il pourrait bien se faire encore qu'il n'y ait ici qu'une affection spéciale de l'épithélium de la muqueuse pituitaire. Dans la morve sèche, la surface ulcérée de la pituitaire, de même que les chancres dans la morve chronique, n'a aucune tendance à la cicatrisation. Dans le coryza, la gourme, les pustules ou vésicules qui apparaissent quelquefois dans le cours de ces maladies, au contraire, se cicatrisent spontanément; lorsqu'elles sont guéries, elles ne laissent aucune trace de leur existence, tandis que, dans la morve, les ulcères ayant plus ou moins profondément détruit la muqueuse, il reste à leur place des cicatrices étoilées ou rayonnées. Quant à la lésion des sinus, résultant d'un épithéliôme chronique pour le différencier de l'épithéliôme aigu ou traumatique, elle n'a aucune ressemblance avec celle de la pituitaire dans la morve sèche. Une seule fois, j'ai rencontré sur un cheval une affection du larynx ayant tout à fait les caractères pathologiques extérieurs de l'inflammation de la muqueuse des sinus. La lésion du larynx s'étendait depuis la glotte, qui était aussi envahie, jusqu'à 12 centimètres environ au-dessous de cette ouverture; la muqueuse avait subi une telle transformation que, par son épaisseur, le calibre de la trachée était rétréci au point de n'y pouvoir introduire que le petit doigt.

Enfin, dans un cas de polype nasal très-développé, j'ai vu le jetage être absolument muqueux, blanchâtre, non grumeleux. Dans l'osène encore, il est blanc, séreux, spumeux, par les ébrouements que cette affection provoque, il salit tout le pourtour des ailes du nez; du reste, l'odeur est caractéristique.

Assurément aujourd'hui, en présence des faits nouveaux qui se produisent, il y a une révision complète de la question de la morve à faire; il existe une confusion sur beaucoup de points qu'il faudrait voir disparaître; sur d'autres, l'obscurité est telle que toute recherche devient difficile; enfin, il en est sur lesquels, malgré tous les travaux entrepris, la lumière se fait, mais avec une extrême lenteur. Ainsi, on sera probablement longtemps encore à chercher l'origine du virus, à découvrir la source du principe virulent, si cet élément impondérable se produit au sein des organes, ou s'il y est simplement préparé et ensuite élaboré par les sécrétions là où se trouvent, dans plusieurs maladies, des solutions de continuité. Ce que l'on sait de plus positif dans les affections virulentes, c'est que le véhicule du virus est la partie séreuse, et la partie albumineuse de la suppuration, le mucus même, la partie conservatrice. Ainsi, dans la morve, tous les liquides de l'organisme ne sont pas propres à l'inoculation; c'est, dans la matière purulente albumineuse, matière éminemment conservatrice du virus, qu'on va puiser l'agent de transmission; c'est là seulement qu'il se trouve. Dans la rage, c'est dans la salive, seul liquide qui conserve le virus rabique; dans la clavelée, c'est encore dans la matière séro-albumineuse des pustules qu'on le rencontre; dans le charbon, c'est dans le sang. Il est plus que probable que, chez les animaux affectés de maladies contagieuses, virulentes, le virus existe dans tous les organes, que ce sont eux, sans aucun doute, qui le préparent; mais il s'y trouve, sans doute aussi, dans des conditions telles qu'il n'a point encore acquis les propriétés qui peuvent le rendre transmissible. Dans les liquides de sécrétion (l'urine, par exemple), il s'y trouve également aussi, mais altéré; alors il ne peut se reproduire, bien que les animaux sur lesquels ces liquides sont inoculés se trouvent dans les meilleures conditions pour la réussite des inoculations.

Quoi qu'il en soit, dans la revue analytique que je viens de passer de quelques affections, au point de vue du diagnostic différentiel, j'ai eu beau chercher des identités, des ressemblances, voire des analogies, je n'ai trouvé que des différences, et encore m'ont-elles paru tellement grandes qu'il m'a été impossible par les caractères d'expression si opposés qui les distinguent de tenter d'en faire le moindre rapprochement. Et, en effet, différences dans les solutions de continuité, dans les lésions matérielles; différences dans l'aspect et la nature des produits sécrétés, et différences aussi dans l'engorgement ganglionnaire. On est donc forcément obligé de reconnaître, en fait, toutes ces différences comme fondées, et, d'admettre, en principe, une entité morbide pour chacune d'elles.

Il y a juste un siècle (1761), Lafosse fils a dit qu'il y a différentes espèces de morve et indiqué la manière de les distinguer. Dix ans auparavant, Lafosse père, qui crut que la morve était une affection inflammatoire toujours locale, distingua sept espèces de jetages. Ces deux hommes célèbres étaient évidemment dans le vrai. C'est justice à rendre à leur mémoire que de le reconnaître.

Je m'arrête, Messieurs; car je suis à la limite de la question de pathologie que je voulais discuter; en continuant mon argumentation, j'arriverai nécessairement à toucher à deux autres questions que fait naître l'affection des sinus particulièrement, à savoir : l'une de police sanitaire, l'autre de jurisprudence vétérinaire; mais, pour le moment, je n'ai d'autre intention que celle de les signaler en passant. L'occasion serait assez mal choisie pour s'y arrêter, puisqu'il ne s'agit, dans la communication que j'ai faite sur le traitement de la morve par l'arsénite et le biarsénite de strychnine, que de constater expérimentalement la valeur de ces nouveaux agents introduits dans la thérapeutique vétérinaire. Comme je l'ai dit en commençant, il n'y a tout d'abord qu'une question de fait à vider, et l'on comprend que, dans une question de ce genre, les raisonnements par provision n'aient aucune espèce de valeur, puisqu'ils ne prouvent absolument rien.

Dans l'histoire de la morve, il sera curieux, au chapitre du traitemen curatif de cette affection, de trouver la raison des insuccès qu'ont éprouvés tous ceux qui se sont attachés d'une manière rationnelle ou empirique à la solution de ce problème. La comparaison de l'action des médicaments administrés à l'intérieur et à l'extérieur fera ressortir, d'une manière évidente, la cause de ces insuccès dûs à des agents la plupart affaiblissant l'organisme par leurs propriétés altérantes, au lieu de le relever comme le font les sels de strychnine, ainsi que les préparations tétaniques arsenicales, qui agissent directement et promptement sur le système musculaire, la circulation capillaire et la chaleur animale d'une part, de l'autre su les phénomènes de la nutrition spécialement.

Il ne faut pas oublier que, pour la morve, comme pour toutes les maladies en général, le traitement doit être appliqué à des animaux récemment morveux; car, si le jetage existe depuis plusieurs mois sans ulcérations sur la pituitaire, et si les animaux sont en bon état d'embonpoint, il pourrait arriver qu'on prît un epithéliôme des sinus pour la morve. En pratique, cette distinction est nécessaire, importante; elle ne l'est pas moins, comme nous l'avons vu, en théorie.

Quant aux résultats obtenus par M. Martin et annoncés dans le *Recueil*, avec le mélange simple de noix vomique et d'arsenic dans le traitement de la morve, ils me paraissent extrêmement intéressants; sa déclaration, quoique *posthume*, doit être acceptée, mais comme une démonstration ultérieure des faits que j'ai rapportés.

Déjà, sur plusieurs chevaux faibles, épuisés, abattus, mangeant peu, j'ai essayé le mélange d'extrait concentré de noix vomique et d'arsenic; au bout de quelques jours, ils ont repris leur gaieté ordinaire; l'énergie est aussitôt revenu avec l'appétit. Je recommande ce mélange d'une manière toute particulière. On pourra étendre l'administration de ce mélange dans beaucoup d'autres affections; il serait curieux non moins qu'intéressant, par exemple, de donner l'extrait arsenical de noix vomique, — que je ferai prochainement connaître d'après M. Chiappero, — notamment dans l'anémie du cheval; on pourrait aussi l'essayer sur le mouton dans la cachexie aqueuse, non pour détruire les helminthes, les expériences de Turin ont permis de constater que les arsénites de strychnine ne comptent pas au nombre de leurs propriétés celle d'être vermicide.

En résumé, nous avons fait la preuve, par le diagnostic différentiel, qu'il n'y a chez le cheval, l'âne et le mulet, aucune maladie qui ressemble à la morve; que l'affection des sinus ou epithéliôme chronique est une affection particulière, que, lorsqu'elle existe seule, elle n'est point caractéristique de la morve, parce que l'affection des sinus peut exister sans qu'il y ait une seule ulcération sur la muqueuse pituitaire; parce que les ulcérations de la pituitaire, quelle que soit leur étendue, se cicatrisent complétement sans changer en rien la condition morbide des sinus; parce que la morve, de sa nature ulcéreuse et destructive, est tout à fait différente de l'épithéliôme, qui, par sa nature particulière, tend de plus en plus à se développer; parce qu'enfin, dans la morve chronique, il y a toujours une altération profonde de la nutrition, tandis que, dans l'épithéliôme, les animaux se maintiennent pendant très-longtemps en bon état.

Tels sont donc les caractères fondamentaux qui servent à différencier ces deux maladies, la morve et l'inflammation chronique de la muqueuse des sinus frontaux et maxillaires.

M. H. BOULEY. — Le point qui m'a principalement frappé dans la lecture nouvelle de M. Prangé, c'est que notre collègue, partageant d'une manière absolue les opinions de nos collègues de Turin, admet avec eux que ce qu'ils appellent l'*épithéliôme des sinus*, ce que nous appelons, nous, la *collection purulente* de ces cavités, n'est pas une expression symptomatique de la morve chronique; mais bien une maladie complétement indépendante de cette dernière, qui peut coïncider avec elle, mais qui ne se rattache pas à la morve. Je répète, moi, que cette lésion est tellement fréquente dans la morve, que sa fréquence, j'allais dire sa presque constance, autorise à dire qu'elle en est l'expression au même titre que le chancre, que le tubercule, que les abcès métastatiques pulmonaires.

M. Prangé nous dit : « Mais il est un moyen de constater si l'épithéliôme est de nature morveuse; ce moyen, c'est l'inoculation. Inoculez la matière des sinus affectés d'épithéliôme : si l'inoculation réussit, ce sera l'indice qu'effectivement cette matière est le produit d'une lésion des tissus de nature morveuse; mais, si elle ne réussit pas, on aura là la démonstratian que l'épithéliôme est indépendant de l'état morveux. »

Je crois que M. Prangé se trompe en attribuant à l'inoculation une aussi grande valeur comme moyen d'analyse diagnostique. Voyez, en effet, où cela conduit. Soit un cheval qui présente la glande caractéristique de la morve; le jetage caractéristique de la morve; les chancres caractéristiques de la morve. Inoculez la matière de son jetage; si l'inoculation ne donne que des résultats négatifs, il faudrait donc en conclure que cet animal sur lequel on a constaté tous les symptômes de la morve chronique n'est pas morveux, parce que l'inoculation de la matière de son jetage n'a pas donné des résultats positifs. Est-ce là la conclusion que M. Prangé tirerait de ces faits? Non, sans aucun doute. Pourquoi donc, quand des expériences maintes et maintes fois répétées démontrent que l'on ne peut pas transmettre la morve chronique en inoculant la matière du jetage, pourquoi, dis-je, M. Prangé voudrait-il conclure des résultats négatifs donnés par l'inoculation de la matière de l'épithéliôme que cet épithéliôme n'est pas de nature morveuse?

M. PRANGÉ dit qu'il répondra péremptoirement à cette question.

Séance du 23 mai 1861.

M. RENAULT croit que la question qui est à l'ordre du jour de la Société veut surtout être éclairée par des expériences, et que, jusqu'à ce que ces expériences soient faites, il n'y a pas lieu de discuter longuement.

M. H. BOULEY répond que, si la communication de M. Prangé n'avait eu pour but que de faire connaître les résultats obtenus, dans le traitement de la morve, par l'administration de la noix vomique et de la strychnine, on aurait pu attendre, avant d'ouvrir la discussion sur ce sujet, qu'un certain nombre d'expériences fussent faites qui permissent d'apprécier la valeur de ce nouveau traitement; mais il y a autre chose, dans la communication de M. Prangé, que l'exposé des faits expérimentaux qui se sont produits à Turin. M. Prangé a abordé une question importante d'anatomie pathologique; son argumentation tend à établir qu'une lésion que l'on a considérée jusqu'à présent comme un des caractères anatomiques le plus constant de la morve du cheval, la collection des sinus, n'appartient pas à cette maladie, en est complétement distincte, constitue une maladie à part.

Sur ce point, M. H. Bouley a pensé que la discussion pouvait être dès à présent abordée, et c'est ce qu'il a fait dans la dernière séance. Cela n'empêche pas que l'on poursuive des expériences sur la question principale.

M. H. Bouley dit qu'il est si bien d'accord avec M. Renault sur ce dernier point, que, depuis que le nouveau traitement a été publié, il n'a pas cessé de l'expérimenter à la clinique d'Alfort; et puisque aussi bien il a la parole, il demande à la Société la permission de lui faire connaître le résultat d'une expérience faite depuis sept semaines. Le cheval qui en a été le sujet a été abattu ce matin.

M. Barthélemy, vétérinaire à Paris, envoya à l'École, le 15 mars dernier, un cheval hongre, sous poil gris pommelé, propre au service de la selle et de l'âge de huit ans. Ce cheval appartenait à M. le comte de Saint-Germain, et M. Barthélemy l'avait déclaré morveux.

Ce diagnostic était incontestable. Voici, en effet, quels étaient les symptômes présentés par cet animal : *glande* du côté droit, du volume d'une grosse noix, bossuée, adhérente, douloureuse à la pression; jetage jaune verdâtre, adhérent et peu abondant, du même côté; sous le repli de l'aile interne du nez, de ce côté encore, une petite ulcération faisant saillie sur la muqueuse et donnant, au toucher, la sensation d'un tubercule; trois ou quatre ulcérations aplaties sur la surface de la pituitaire, visibles à une assez grande hauteur.

La membrane muqueuse, de l'un et de l'autre côté, est décolorée et laisse voir, à travers sa pâleur, les sinus veineux avec leur teinte noire; poil piqué, terne, rude au toucher; la robe, vue en arrière, est moirée de teintes sombres.

L'embonpoint est conservé et l'appétit excellent.

D'après les renseignements, les symptômes actuels ne remontent qu'à une huitaine de jours environ.

Ce cheval était bien et dûment morveux; il n'y avait pas à s'y tromper.

Le 17 mars, on administre à ce cheval 2 grammes d'acide arsénieux et 15 grammes de noix vomique dans de l'avoine un peu humectée, d'après la formule de M. Martin. Ce traitement doit être continué tous les jours.

Le 20 mars, le jetage est presque nul; la glande a conservé les mêmes caractères; les ulcérations sont un peu plus larges; il n'y a pas de nouveaux chancres visibles.

Le 25, la glande est un peu diminuée; mais elle est toujours dure, bossuée, adhérente et douloureuse. Les ulcérations ont presque disparu; leur place, sur la cloison, est marquée par une petite plaie blanchâtre indiquant la cicatrice en voie de se former. L'animal a maigri sensiblement; son excitabilité est extrême; il porte la tête haut, les oreilles tendues, la queue redressée; le moindre bruit lui donne des secousses : ce sont les effets manifestes de la noix vomique.

Le 31 mars, la glande présente les mêmes caractères; le jetage et les ulcérations n'ont pas reparu, mais la robe a toujours sa teinte sombre. L'appétit continue à être bon.

Le 15 avril, même état, si ce n'est que la glande, toujours très-dure et adhérente, a diminué notablement de volume; elle reste toujours douloureuse.

Le 16, elle a augmenté d'un tiers, relativement à son volume de la veille; une nouvelle pustule, de la grosseur d'une lentille, se dessine sous l'aile du nez, à droite; le jetage a reparu du même côté, mais en petite quantité.

Le 17, la pustule est convertie en ulcère; le volume de la glande est encore augmenté (elle est maintenant le double de ce qu'elle était au début); l'animal maigrit, quoiqu'il mange d'un grand appétit; la robe est devenue plus sombre.

Le 20, augmentation du volume de la glande, qui reste néanmoins dure, bossuée et adhérente; sa sensibilité est telle que, dès qu'on en approche la main, l'animal cherche à se soustraire au contact par des mouvements brusques de la tête et même par des coups de pied.

Le 31, l'ulcère du repli de l'aile du nez s'est cicatrisé; aucune ulcération nouvelle; glande avec les mêmes caractères.

Le 10 mai, apparition d'un nouvel ulcère sous l'aile droite du nez; injection de la pituitaire; la glande a acquis le volume d'une orange moyenne; poil très-piqué.

Le 20, jetage plus abondant du côté droit.

Le 23 mai, le cheval est abattu.

Voici les lésions trouvées à l'autopsie :

Sous l'aile droite du nez, cicatrices rayonnées et ulcérations nouvelles; la pituitaire qui tapisse la cloison et les cornets à droite est creusée de sillons irréguliers n'intéressant que l'épaisseur de l'épithélium; une collection purulente existe dans le sinus maxillaire; la membrane de ce sinus est très-épaissie et irrégulièrement mamelonnée; grande cicatrice rayonnée à la surface du cornet supérieur.

Le poumon est farci de tubercules et d'abcès métastatiques, les uns de formation toute récente, les autres avec une teinte grisâtre indiquant leur passage à l'état chronique; les ganglions sous-linguaux, indurés, laissent suinter par gouttelettes le pus à la surface des coupes pratiquées dans leur épaisseur.

Vous voyez, Messieurs, que, malgré les améliorations qui semblent s'être produites sous l'influence du traitement employé avec persévérance depuis le 15 mars jusqu'au 23 mai, le sujet de cette observation est resté morveux, et même que sa maladie pulmonaire, au lieu de rétrograder, progressait incessamment; et cependant, chez ce cheval, la morve a été attaquée à une époque très-rapprochée de ce que l'on appelle *son début*, c'est-à-dire du moment où ont apparu les symptômes extérieurs.

Ce fait parle assez par lui-même : il est inutile de le commenter.

M. GARREAU n'a jamais désespéré, pour sa part, de la guérison de la morve dans un certain nombre de cas : car il pense que les lésions qui la caractérisent sont quelquefois circonscrites exclusivement dans les cavités nasales; qu'en un mot, la morve peut n'être qu'une maladie locale.

M. Garreau a soumis, ces dernières semaines, un cheval au traitement qu'a fait connaître M. Martin; mais il a le regret de dire qu'il n'a pu tarir le jetage dont ce cheval était affecté.

M. U. LEBLANC dit qu'il a fait souvent, dans sa longue carrière, des essais de traitement de la morve avec un grand nombre de substances médicamenteuses. A l'aide du chlore ou de l'iode, administrés à l'intérieur ou en fumigations, il est parvenu quelquefois à faire disparaître les symptômes locaux de cette maladie, tels que les ulcérations, le jetage et la tuméfaction des ganglions de l'auge. Il fait observer que les glandes restent rebelles à toutes les applications topiques lorsqu'elles renferment du pus. La condition, pour qu'on puisse les dissoudre, c'est qu'elles soient seulement indurées.

M. Leblanc ajoute que, malgré les quelques résultats heureux qu'il a pu obtenir, jamais il n'a cru avoir guéri la morve, et surtout que jamais il ne l'a prétendu, comme on le lui a fait dire.

Pour M. U. Leblanc, la collection purulente des sinus est un caractère essentiel de la morve.

M. CRÉPIN dit qu'ayant été attaché quinze ans à un régiment de cavalerie en qualité de vétérinaire, il a eu des occasions fréquentes d'étudier la morve sous toutes ses faces, et il demande la permission à la Société de lui faire connaître en quelques mots les résultats de son expérience personnelle.

Lui aussi, au début de sa carrière, a cru à la possibilité de la guérison de la morve; mais le temps a usé cette foi. Aujourd'hui, il est plus que jamais convaincu que la morve est incurable, et cela parce qu'il a toujours vu échouer les traitements les plus vantés, lorsqu'ils ont été mis à l'épreuve par d'autres que par leurs inventeurs. Ainsi, au commencement de ce siècle, Collaine, professeur de l'École vétérinaire de Milan, avait annoncé qu'il faisait de véritables miracles avec un traitement de son invention; il ne guérissait pas moins de 90 chevaux sur 100. Son traitement était donc infaillible, ou à peu près. La Société d'agriculture de Paris, éblouie par des résultats si merveilleux, décerna à Collaine une récompense extraordinaire. Le ministre de la guerre ordonna que le nouveau traitement fût expérimenté dans les régiments de la cavalerie française. Qu'en a-t-on obtenu? Rien : pas un des nombreux vétérinaires qui se mirent à l'œuvre ne vit se réaliser sous ses yeux les promesses de Collaine; et cependant il n'y avait rien de plus affirmatif que les assertions de ce dernier, mais aussi il n'y avait rien de moins fondé; et la preuve, c'est que 100 chevaux du régiment de dragons où Collaine expérimentait ayant été versés, par ordre impérial, dans un autre régiment, M. Girard fut commis pour les examiner et savoir s'ils étaient réellement guéris, ainsi que Collaine l'avait affirmé; et, sur l'avis transmis au ministre par M. Girard, ces 100 chevaux furent abattus.

Sous la Convention nationale, un docteur en médecine, Jean-Marie Crochart, avait cru, lui aussi, pouvoir guérir la morve. Sur l'ordre de la Convention, un certain nombre de chevaux furent confiés à ses soins; mais la commission instituée pour suivre ses expériences ayant constaté qu'il n'y avait là qu'une affaire de charlatanisme, l'ordre de la Convention fut rapporté et les expériences cessèrent.

M. Leblanc s'était fait aussi illusion sur la valeur de certaines médications essayées par lui contre la morve. M. Crépin se rappelle qu'un jour M. Leblanc lui fit voir un cheval qu'il croyait avoir guéri, parce que les symptômes extérieurs de la morve avaient disparu, et que lui, M. Crépin, lui répondit que cette guérison n'était qu'apparente, parce que, dans la morve, les lésions ne restent pas circonscrites aux cavités nasales, qu'elles envahissent aussi les poumons. A cet égard, M. Crépin dit que la tuberculisation pulmonaire est, dans la morve, un fait que l'on peut considérer comme constant. Quand son maître, M. Dupuy, fit connaître ce fait, M. Crépin, qui avait foi en lui, fit des recherches sur tous les chevaux morveux dont il eut à faire l'autopsie, et il constata que Dupuy ne s'était pas trompé. Cependant, à l'époque où parut le *Traité de l'affection tuberculeuse*, beaucoup de vétérinaires contestaient la vérité de cette assertion de Dupuy. M. Crépin se rappelle qu'ayant eu sur ce point une discussion avec un de ses confrères de l'armée qui niait que les tubercules fussent une des lésions de la morve, il lui proposa de les lui montrer sur le premier cheval morveux dont ils auraient à faire l'autopsie. L'occasion ne se fit pas attendre. Un cheval morveux ayant été abattu, M. Crépin mit sous les yeux de son confrère sceptique les poumons farcis de tubercules. « Ça, c'est des tubercules?

lui fut-il répondu. Si vous donnez ce nom à ces brimborions, il y a longtemps que je les connais. »

Pour se résumer, M. Crépin dit qu'on ne guérit pas la morve; que les chevaux qui paraissent guéris ne le sont pas, et que, tôt ou tard, les symptômes extérieurs de la morve reparaissent.

M. H. BOULEY demande à M. Crépin s'il n'a pas observé, dans sa longue pratique, que la collection des sinus est une des lésions les plus fréquentes de la morve.

M. CRÉPIN répond qu'il est bien rare qu'on ouvre un cheval atteint de la morve chronique sans rencontrer une collection purulente dans la cavité des sinus frontaux et maxillaires, dont la membrane est considérablement épaissie.

M U. LEBLANC dit que, sur la jument à laquelle M. Crépin vient de faire allusion, les chancres du nez s'étaient complétement cicatrisés sous l'influence du traitement auquel elle avait été soumise. Quand M. Leblanc a fait voir cette jument à M. Crépin, ce n'était pas comme un spécimen de la guérison de la morve, mais bien comme un spécimen de la guérison des chancres, ce qui est bien différent.

M. Leblanc rappelle qu'une expérience en grand du traitement de la morve a été faite, il y a quelques années, à Pomponne, par l'ordre du ministre de la guerre. Le moyen préconisé était l'acide hydrochlorique, vanté par M. Galy, pharmacien. 500 chevaux étaient en traitement, et, sur ces 500, 100 étaient déclarés guéris par M. Galy.

M. Leblanc accompagna à Pomponne la commission qui fut instituée par le ministre de la guerre pour constater les résultats de cette expérience. Les 100 chevaux réputés guéris furent abattus, et sur tous on constata dans les poumons les lésions caractéristiques de la morve.

M. RIQUET. — La curabilité de la morve a été de ma part, pendant que j'étais vétérinaire en premier au 7e régiment de dragons, l'objet de nombreuses expériences. De tous les agents pharmaceutiques que j'ai mis en essai, le cyanure de mercure dissous dans l'eau distillée, avec addition d'alcool, employé en frictions aux plats des cuisses, aux ars, sous la ganache, et en injections dans la jugulaire, est celui qui a eu le plus d'action sur cette maladie. Ils ont été si surprenants que, pendant plus de six mois, j'ai cru avoir trouvé en lui le spécifique de la morve. Des chevaux présentant tous les symptômes de la morve confirmée paraissaient complétement guéris après six semaines de traitement; du moins, ils n'étaient plus glandés, ne jetaient plus, et tous les ulcères visibles qui existaient sur la pituitaire étaient cicatrisés.

Voulant connaître l'opinion de mon collègue et ami M. Renault, je fis abattre plusieurs de ces chevaux et lui en présentai les cloisons nasales; elles portaient de nombreuses traces de chancres cicatrisés et de longues brides de cicatrisation. Après avoir examiné ces pièces pathologiques, il me dit : « Je vois qu'il y a eu là un travail de cicatrisation que l'on ne peut nier; mais comme les altérations de la morve existent aussi dans les poumons, les fluides circulatoires, etc., etc., le traitement ne signifie rien, s'il n'a d'action que sur les lésions qui existent dans les cavités nasales. » Je le quittai ébranlé sur la valeur de mes succès, mais il ne m'avait pas convaincu. Je continuai donc mes expériences avec plus d'ardeur que jamais. Les chevaux sur lesquels je parvenais à faire disparaître les symptômes visibles de la morve étaient renvoyés dans leurs escadrons, où ils reprenaient leur service complet; mais, à mon grand désappointement, tous, sans en excepter un seul, rentrèrent à l'infirmerie plusieurs mois après, plus malades qu'ils n'étaient lorsqu'ils y étaient entrés pour la première fois.

La découverte d'un spécifique contre la morve a été la préoccupation d'un certain nombre de personnes, ainsi que le prouvent les propositions adressées au ministre de la guerre. Parmi ces personnes figurent des médecins, des vétérinaires, un pharmacien, un colonel de cavalerie, un docteur en droit, un curé, et surtout des individus étrangers à la science. Tous ces prétendus possesseurs du précieux moyen de guérison, si j'en juge par moi-même, étaient de bonne foi. Pour en citer un exemple, je dirai que j'ai vu dans les écuries de la place Dupleix un malheureux mécanicien, auquel le ministre de la guerre avait fait confier 10 chevaux morveux, s'empoisonner parce que, après six mois de sacrifices, il n'avait pas obtenu le moindre succès. Pendant que j'étais secrétaire de la commission d'hygiène hippique, j'ai fait le classement de ces divers documents. Notre collègue M. Goux pourra trouver ce travail dans les archives de la commission et vous en donner ultérieurement un résumé sommaire.

Après la communication faite par M. Prangé, dans la séance du 14 mai dernier, sur les résultats obtenus par MM. Ercolani et Bassi, professeurs à l'École vétérinaire de Turin, dans le traitement de la morve chronique au moyen de l'arsénite de strychnine, vous avez invité ceux des membres de la Société qui pourraient le faire, à vérifier par des expériences la valeur des faits rapportés par M. Prangé. Pour souscrire à cette invitation, nous avons, de concert avec M. Signol, après y avoir été autorisés par M. Moreau-Chaslon, président du comité de direction de la Compagnie générale des omnibus, soumis 3 chevaux à l'usage de l'arsénite de strychnine. Voici, Messieurs, un aperçu de ce que nous avons fait et obtenu :

1° Cheval entier, âgé de six ans, de race percheronne, en assez bon état. Glande intermaxillaire volumineuse, sensible et adhérente à la table interne du maxillaire gauche; ganglion moins volumineux du côté droit, jetage par les deux naseaux, nasale pâle et pointillée; pas d'ulcères visibles. On lui fait prendre, le matin, 25 centigrammes d'arsénite de strychnine dans un peu de son humecté. Huit jours après, la dose est portée à 37 centigrammes. Après trente-deux jours de traitement, le cheval est atteint de morve confirmée; il a été abattu.

2° Cheval entier, âgé de sept ans, de race percheronne, fortement glandé; il jette du côté gauche; pas d'ulcères apparents; engorgement des enveloppes testiculaires; il porte plusieurs boutons de farcin sur le corps; état moyen d'embonpoint; il paraît souffrant et se nourrit mal. Il est soumis au même traitement que le précédent, mais, la morve confirmée s'étant déclarée, il a été abattu le 23 avril.

3° Cheval entier, âgé de dix ans, de race percheronne, en très-bon état; se nourrit bien. Il est atteint d'une très-forte glande insensible et adhérente à la table interne du maxillaire gauche; nasale pâle et froide; pas de jetage. Soumis au même traitement que les deux précédents, aujourd'hui (16 mai) il n'y a pas d'amélioration dans l'état de la glande; il s'est même développé, depuis six jours, un commencement de jetage par la narine droite.

Le 25 avril, les 2 chevaux abattus ont été remplacés par 2 autres chevaux qui présentaient les symptômes suivants :

1° Cheval entier, dix ans, de race bretonne, en bon état. Il est atteint d'une glande volumineuse, sensible et adhérente au maxillaire gauche; il jette par les deux naseaux et porte un long ulcère dans le repli de la narine gauche. Soumis d'abord à l'usage de 25 centigrammes d'arsénite de strychnine, porté ensuite à 37. Aujourd'hui ce cheval est beaucoup mieux : le glandage n'existe plus, l'ulcère paraît cicatrisé; le jetage consiste dans l'écoulement d'un liquide très-clair ayant une teinte rougeâtre. Les changements survenus dans cet animal méritent de fixer l'attention de la Société.

2° Cheval entier, âgé de huit ans, de race percheronne. Il est atteint d'une glande volumineuse, sensible et adhérente; d'un jetage abondant par les deux naseaux, et porte un ulcère large comme une pièce de 50 centimes sur la partie inférieure de la cloison nasale du côté gauche. Il est soumis au même traitement que le précédent. Aujourd'hui (16 mai) la glande a beaucoup diminué de volume; le jetage est moins abondant, et l'ulcère visible est en voie de cicatrisation.

Comme nous nous proposons de continuer ces expériences pendant un certain laps de temps, elles seront l'objet d'un rapport détaillé et consciencieux.

M. PRANGÉ conteste la valeur des résultats que vient de faire connaître M. Riquet, attendu qu'on ne s'est pas assuré, avant d'administrer le médicament, de sa pureté ni de son action sur l'organisme des animaux. Quand il s'agit d'un médicament nouveau, il faut d'abord l'administrer jusqu'à l'intolérance, et abaisser ensuite la dose jusqu'à ce qu'on arrive à celle qui est thérapeutique.

M. RIQUET répond qu'il a suivi exactement les prescriptions données par M. Prangé dans sa communication. Si M. Prangé prétend maintenant qu'il y a autre chose à faire que ce qu'il a lui-même prescrit, qu'il veuille bien le faire connaître, et on se conformera rigoureusement à ses prescriptions nouvelles.

M. PRANGÉ répond qu'une affection de la gorge dont il est atteint aujourd'hui l'empêche d'aborder la discussion, comme il se l'était proposé.

M. H. BOULEY regrette que M. Prangé laisse sans solution la question qu'il lui avait posée dans la dernière séance. Quelques mots suffiraient pour la vider immédiatement... M. Prangé croit-il, oui ou non, que, si le résultat de l'inoculation du pus des sinus reste négatif, cela donnera la démonstration péremptoire que la maladie des sinus n'est pas de nature morveuse?

M. PRANGÉ dit qu'il conteste que la collection purulente des sinus soit une lésion propre de la morve, et que c'est à ceux qui soutiennent l'opinion opposée à prouver qu'ils ont raison.

M. H. BOULEY dit que c'est là une inversion de rôle qu'il pourrait ne pas accepter. Quand une opinion est établie dans la science et qu'on veut la combattre comme erronée, il ne suffit pas de lui opposer purement et simplement une affirmation contraire. M. Prangé attaque cette opinion, qu'il fasse valoir ses arguments contre elle : c'est là son rôle; il ne doit pas le décliner. Quant à M. Bouley, ce sur quoi il s'appuie pour attribuer à la maladie des sinus un caractère morveux, c'est la presque constance de cette maladie dans la morve. M. Prangé conteste-t-il qu'il en soit ainsi?

M. PRANGÉ répond qu'il le conteste.

M. H. BOULEY se charge de venir, à la prochaine séance, avec des chiffres qui prouveront de la manière la plus péremptoire qu'il a raison contre M. Prangé.

Séance du 13 juin 1861.

M. H. BOULEY. — Messieurs, dans notre dernière séance, M. Prangé a prétendu que la collection purulente, qu'il croit être une lésion indépendante de la morve, ne se rencontrait que dans le quart des cas. J'ai dit, moi, que cette lésion était tellement fréquente, qu'on pouvait la constater 95 fois sur 100 à l'autopsie des chevaux morveux, et j'ai promis de vous fournir les preuves de mon assertion. Je vais aujourd'hui tenir ma promesse. J'aurais pu faire dépouiller le dossier des rapports des hôpitaux, mais c'eût été un travail trop long; j'ai mieux aimé recueillir tous les faits nouveaux, à mesure qu'ils se présentaient à la clinique, et vous les apporter avec le caractère d'authenticité que leur donnent des autopsies et des démonstrations faites à l'amphithéâtre de clinique.

Voici ces faits :

Depuis le 1er mai jusqu'à ce matin, j'ai eu l'occasion de faire abattre 21 chevaux affectés de morve ou de farcin. Sur ce nombre, il y avait 12 sujets affectés de morve chronique, 6 de morve aiguë, et 3 de farcin.

Eh bien! voici les résultats donnés par les autopsies de ces animaux. Dans les 12 cas de morve chronique, on a rencontré 10 fois la collection purulente des sinus, c'est-à-dire dans la proportion de 83 sur 100.

La même collection a été trouvée sur 4 des 6 chevaux atteints de la morve aiguë, et enfin on l'a trouvée sur un des trois chevaux farcineux : soit dans la proportion de 66 pour 100 dans la morve aiguë et de 33 pour 100 dans le farcin chronique.

Je ne pense pas, Messieurs, que ces faits aient besoin d'être commentés. On peut juger, d'après eux, qui, de M. Prangé ou de moi, se rapproche le plus de la vérité.

M. SIGNOL. — Vous avez entendu, Messieurs, notre collègue M. Prangé contester la valeur des expériences faites en commun avec M. Riquet. La grande raison qu'il invoque contre ces expériences est celle-ci : On n'a pas essayé le médicament, on ne s'est pas assuré de son action par une administration préalable poussée jusqu'à l'intolérance : donc, on ne peut affirmer le résultat qu'on produit. Je ne m'attendais pas, je l'avoue, à cette argumentation, et j'y répondrai par un seul mot : le médicament ayant été préparé d'après les indications de M. Prangé, c'est à lui qu'il faut s'en prendre s'il nous a donné, pour faire de l'arsénite de strychnine, une formule avec laquelle on peut ne pas en faire.

Mais je veux à l'instant calmer ses craintes et lui démontrer combien peu elles étaient fondées en lui disant que nous avons bien administré une préparation strychnique, puisqu'en exagérant les doses dans une deuxième série d'expériences, nous avons obtenu des effets tétaniques manifestes : contractions involontaires, raideur générale, queue portée sur le rein, chute sur le sol, etc., etc.

Je vais donner à la Société quelques détails sur ces expériences, et faire passer sous ses yeux les pièces anatomiques.

Le 25 mars 1861, un cheval du dépôt de Bercy, jeteur, glandé, sans chancres apparents, est soumis à l'arsénite de strychnine, administré le matin, à jeûn, dans un peu de son mouillé. La dose est d'abord de 0.32 centigrammes jusqu'au 1er mai. Aucun effet ne se produisant, on porte cette dose à 0.37 centigrammes jusqu'au 17 mai sans effet sensible. A cette date, on donne 0.50 centigrammes de sel strychnique, et ce n'est que le troisième jour de son administration, c'est-à-dire le 20 mai, qu'on voit se produire les effets appréciables du médicament, effets qui vont jusqu'à la chute sur le sol. La dose est abaissée à 0.40 centigrammes, et l'excitation des centres nerveux continuant, chaque dose nouvelle ramenant l'apparition des mêmes symptômes, on peut dire que l'animal reste jusqu'au 12 juin, jour de l'abattage, sous l'action permanente du médicament. L'état ne s'est amendé en aucune façon : la glande est la même, le jetage n'a pas diminué.

Le sujet est abattu le 12 juin, et l'autopsie faite séance tenante.

Sur le côté gauche de la cloison, et vers son milieu, on trouve un chancre large comme une pièce de 50 centimes environ, et des érosions serpigineuses très-nombreuses et très-étendues occupant différents points de sa surface.

Je fais passer les pièces sous les yeux de la Société pour l'édifier sur la nature des lésions que je décris.

Les lymphatiques sont gorgées d'une lymphe opaline qui en dessine le trajet; légère collection dans le sinus gauche; productions framboisées dans la partie supérieure des cornets; quelques points purulents dans l'engorgement sous-glossien.

Dans le poumon, tubercules nombreux à toutes les périodes; dépôts plastiques; pneumonies lobulaires; tubercules crus, tubercules ramollis.

Dans le tissu cellulaire sous-capulaire, on trouve un vaste abcès.

Ce cheval était morveux non guéri.

Un autre cheval du dépôt de la barrière de Fontainebleau, glandé, chancré à gauche et jetant du même côté, est mis en traitement le 15 avril. L'effet du médicament, sans être aussi marqué que sur le sujet précédent, a cependant produit deux fois la chute sur le sol. La préparation est administrée *ut supra*, c'est-à-dire 0.32 centigrammes, puis 0.37 centigrammes, et enfin 0.50 centigrammes.

Ce n'est que quatre jours après l'administration de cette dose, c'est-à-dire le 20 mai, qu'on voit se produire des effets tétaniques. On réduit la dose à 0.40 centigrammes, et les effets, bien qu'atténués, sont encore manifestes.

Vers la fin du mois, le chancre commence à présenter un aspect différent. Après quelques jours, il tend à la cicatrisation; la glande diminue sensiblement, et il ne s'écoule plus par le nez qu'un liquide roussâtre. On continue l'arsénite de strychnine. Les symptômes disparaissant progressivement et l'animal paraissant guéri, on l'abat, le 12 juin, pour faire l'autopsie immédiatement.

Dans la narine gauche, et tout à fait à la partie inférieure de la cloison, on voit la cicatrice du chancre, petite, mais très-visible et caractéristique; il n'existe ni ulcérations ni trace de chancres dans les détroits supérieurs. La glande est grisâtre, réduite au plus petit volume. Le poumon est farci de tubercules à tous les états et de toutes les dimensions, variant entre la grosseur d'une tête d'épingle et celle d'une noisette.

Pour moi, quoi qu'on puisse dire, ce cheval n'était pas guéri, parce que, sous l'influence d'une cause quelconque, excès de travail, superpurgation, traumatisme, on eût vu se produire une nouvelle poussée de la morve. Cette opinion, si je ne me trompe, sera celle de tous les praticiens et celle de M. Prangé lui-même, à moins que, comme l'épithéliôme, le tubercule morveux ne soit pas caractéristique de la morve.

Ainsi, Messieurs, voilà deux chevaux traités par le procédé de MM. les professeurs de Turin : l'un n'était pas guéri, et l'autre n'avait que les apparences de la guérison. Tels sont, Messieurs, les faits que M. Riquet et moi désirions vous faire connaître. M. Prangé demandait des expériences, et sans idée préconçue, sans parti pris, nous lui apportons le résultat des nôtres. Il reste en traitement un troisième cheval : nous aurons soin de vous rendre compte du résultat du traitement sur ce dernier sujet.

Avant de terminer, permettez-moi d'appeler votre attention sur les effets produits par le médicament. Ce n'est que plusieurs jours après son administration à la dose de 0.50 centigrammes qu'on a vu se manifester un effet appréciable; puis, la dose étant réduite à 0.40 centigrammes, les effets tétaniques ont continué à se produire. Est-ce que, dans ce cas particulier, les principes strychniques, d'ordinaire si facilement et si promptement éliminés de l'économie, seraient fixés par l'arsenic, et que les doses se surajouteraient en s'accumulant au sein de l'organisme? ou bien est-ce que l'excitation des centres nerveux produite par une ou deux premières doses les rend simplement plus impressionnables à l'administration d'une nouvelle quantité de poison, fût-elle même inférieure à la première? Autant de questions que je livre pour ce qu'elles valent, n'ayant étudié que sur peu de chevaux les effets du médicament nouveau.

M. PRANGÉ. — Messieurs, quoi qu'on en ait déjà dit, depuis ma communication sur la morve, sans contredit, la question actuellement la plus intéressante et celle qui mérite la plus sérieuse attention est celle du traitement curatif de cette affection par les préparations strychniques arsenicales.

En établissant, ainsi que je l'ai fait, le diagnostic différentiel des affections qui se manifestent dans les cavités nasales des solipèdes par des symptômes en apparence communs, j'ai nécessairement dû suivre un ordre méthodique, régulier, afin de mettre en relief les caractères qui sont propres à chacune d'elles et qui servent à les distinguer. De cette manière seulement, il m'a été possible de porter quelque lumière sur la question complexe des affections catarrhales considérée au point de vue du diagnostic, question qui était encore enveloppée d'une obscurité profonde en théorie comme en pratique.

Là se serait peut-être bornée la part que j'aurais pu prendre dans cette discussion, si mon honorable contradicteur, M. H. Bouley, par les généralités vagues et obscures de son discours, autant que par ses assertions, ne m'avait mis dans l'obligation d'en réfuter plusieurs.

Vous n'avez sans doute pas encore oublié, Messieurs, le début du discours de M. H. Bouley, à propos du titre : «*Guérison de la morve,*» placé en tête de l'*épreuve* de ma communication, titre qui lui a causé une si grande émotion, mais que ma réplique est venue singulièrement calmer. Je passe cette sorte d'entrée en matière, et je reviens à l'affection des sinus, car je suis bien loin, tant s'en faut, d'avoir épuisé tout ce qui se rattache à cette question si nouvelle et si pleine d'intérêt.

Vous admettez, et c'est à M. H. Bouley que je m'adresse, qu'il y a un épithéliôme qui est *caractéristique* de la morve, et, avec vous, beaucoup de mes collègues me semblent partager cette opinion (car ce n'est là, remarquez-le bien, qu'une opinion), et un épithéliôme *non caractéristique* de cette affection, lequel peut ainsi exister seul confiné dans les sinus. Soit. Mais il faudrait d'abord dire, si la nature de la lésion n'est pas la même, au moins en quoi les altérations sont différentes, les décrire en un mot; ou, si elle est semblable comme expression morbide, les différences qu'elle présente quant à sa nature. Tout cela est assurément fort spécieux et ne repose que sur un raisonnement dont le bien-fondé a besoin d'une démonstration autrement rigoureuse pour être acceptée.

La morve peut exister depuis longtemps et ne se traduire que par le je tage; les ulcérations peuvent se faire aussi longtemps attendre : ce n'en est cependant pas moins la morve. Dans cette affection, les ulcères ont, certes, bien leur valeur diagnostique; mais, scientifiquement, ils n'en ont pas plus que le jetage, ou le glandage, qui, l'un et l'autre, expriment le même fait morbide. Ces trois symptômes étant donc des modes d'expression différents de la manifestation d'un même fait, et absolument identiques dans leur signification, peuvent exister simultanément ou séparément. Quand il n'y a que le jetage, les caractères physiques qu'il présente permettent de reconnaître d'où il provient, sa source en un mot; si c'est de la membrane muqueuse des cavités nasales, ou de celle qui tapisse la paroi des sinus frontaux ou maxillaires.

M. H. Bouley admet donc, lorsqu'il y a un épithéliôme morveux, que les lésions dans le nez, ou ailleurs sans doute, peuvent se manifester consécutivement; mais il en est si peu certain, qu'il n'établit aucune différence entre l'épithéliôme qui n'est pas morveux et celui qui, suivant lui, serait caractéristique de la morve. Il n'en sait donc rien, puisqu'il oublie de dire comment on peut reconnaître l'un d'avec l'autre, et de cette manière les distinguer tous les deux. Dans l'un de ces cas, l'apparition de la morve se ferait tout d'abord par la voie des sinus, comme elle se fait le plus ordinairement par les cavités du nez, dans lesquelles elle fait apparaître des lésions qui en sont le caractère distinctif. Il y a peu de différence, je l'avoue, entre cette opinion de mon collègue et celle de quelques vétérinaires anglais du temps de Blundeville (1800), qui prétendaient que la morve a son siége dans le cerveau, et qu'elle se manifeste par la voie des sinus frontaux. Quoi qu'il en soit, la morve se distingue toujours par des ulcérations dans le nez; quand elles manquent, elle est alors confondue avec d'autres affections qui n'ont avec elle, je le répète, que des symptômes en apparence communs.

Mais s'il était vrai, d'après le raisonnement de M. H. Bouley, qu'il y a un épithéliôme morveux et un épithéliôme non morveux, puisque la morve est contagieuse par virus, inoculez la matière provenant de l'un et de l'autre, et vous aurez ainsi la confirmation d'une affection identique dans sa nature ou différente dans son essence, malgré la parfaite ressemblance de la lésion locale et des produits qu'elle sécrète. On ne peut nier, ni se refuser à admettre que, par voie de continuité, la morve vraie, véritable, puisse faire naître l'inflammation de la muqueuse des sinus, affection spéciale qui alors accompagne la morve sans partager avec elle ses qualités si funestes. Mais, tous les jours, l'observation démontre que l'affection des sinus seuls n'a rien absolument de commun avec la morve. Si vous admettez deux épithéliômes, différents conséquemment, il doit arriver que, dans beaucoup de cas, la morve doit commencer à se manifester par les sinus, comme elle se manifeste souvent sans aucun autre symptôme que le jetage par une seule ou les deux narines à la fois, et avec les caractères physiques particuliers à l'écoulement nasal dans la morve chronique. Donc, jusqu'à démonstration du contraire, je maintiens que l'épithéliôme idiopathique n'a, avec l'épithéliôme consécutif, et sous tous les rapports, rien de différent; qu'ils sont l'un et l'autre *ejusdem generis*. Si on voyait toujours l'épithéliôme accompagner la morve, comme on voit le jetage et les chancres, et si l'épithéliôme faisait toujours apparaître la morve, le doute ne serait plus possible, puisqu'il serait si facile de démontrer la nature de la lésion; mais l'épithéliôme existe souvent seul, avec les mêmes caractères physiques et pathologiques, et ce n'est pas la morve. La morve provoquerait donc, suivant moi, consécutivement l'affection des sinus, mais moins facilement, à n'en pas douter, par le fait de l'état morbide général que par le voisinage sur la pituitaire, supérieurement, ou sur la muqueuse près de l'entrée des sinus, d'altérations nombreuses et variées plus ou moins anciennes, qui sont des caractères locaux les moins équivoques de cette redoutable maladie. Lorsqu'il y a morve compliquée d'épithéliôme, le jetage de l'une et de l'autre coulent ensemble par une ou les deux narines, et il est beaucoup de cas où il n'est pas facile de les distinguer; c'est précisément un point important mais très-difficile à établir sous le rapport du diagnostic différentiel. Quand les sinus sont pleins, le jetage se fait des deux côtés en même temps; et quand il y a morve avec complication d'épithéliôme, souvent le jetage a lieu d'un seul côté. Nous sommes donc déjà, par des données expérimentales que vous ne possédez pas sur l'affection des sinus, autorisé à dire que, par un traitement interne, on ne guérit pas plus l'épithéliôme simple que l'épithéliôme que, gratuitement, vous considérez comme virulent, morveux, veux-je dire, qu'il soit ou non associé à la morve, ou la morve compliquée d'épithéliôme, si mieux vous aimez.

Dans la discussion, M. H. Bouley se présente sans aucun fait, sans aucune preuve, pour soutenir ce qu'il avance; il n'apporte que des assertions, des suppositions, dont nous démontrons, sans beaucoup de peine, le peu de fondement. Quant à nous, les faits de notre expérience et de notre observation, ainsi que ceux obtenus à Turin, ont bien une certaine signification, quoique à l'époque où nous les constations nous ne donnions pas à ces faits l'interprétation d'aujourd'hui. Ces faits, si nouveaux, si inattendus, ont vraiment de quoi étonner, et nous ne sommes point surpris que M. H. Bouley ait commencé son discours par les attaquer sans réserve ni le moindre ménagement, ce qui est une faute, à mon avis, lorsqu'une question nouvelle se présente à l'étude; et qu'il ait terminé en reconnaissant que le mélange de noix vomique en poudre et l'arsenic guérit les lésions de la morve dans le nez. La contradiction est trop choquante pour n'être pas relevée; du reste, elle n'a échappé à personne.

Lorsqu'il y a épithéliôme chronique, le jetage s'établit avec une extrême lenteur; il y a même des intermittences dans l'écoulement par le nez, des augmentations et des diminutions dans l'expulsion des matières sécrétées. Dans l'épithéliôme traumatique, au contraire, il s'établit très-promptement, en quelques heures pour ainsi dire, et l'écoulement se fait sans interruption en diminuant jusqu'à la guérison. J'ai déjà dit que l'épithéliôme, aigu et chronique, donnait un jetage ayant des caractères physiques semblables. Dans un cas de fic, ayant nécessité, pour le détruire, l'ablation de la table osseuse par exfoliation, il était en tout semblable à celui que présenta un cheval qui eut les sinus enfoncés par un coup de pied.

Le jetage, je veux le redire encore, n'a ni la coloration jaunâtre, ni l'aspect particulier qu'on lui trouve dans la morve aiguë, ni la teinte verdâtre qu'il prend dans la morve chronique. Ces caractères du jetage sont extrêmement importants lorsqu'on les fait entrer en ligne de compte comme élément de diagnostic. On comprend bien, sous l'influence d'une fièvre générale, forte et violente, comment toutes les sécrétions sont troublées, perverties, et, alors, la coloration en jaune, par la bile, des matières morbides expulsées comme dans la morve aiguë. Dans la morve chronique, avec son jetage verdâtre, le trouble des sécrétions suit le mouvement fébrile qui se produit avec lenteur; par conséquent, la teinte des sécrétions morbides est moins accusée, moins prononcée; les perturbations ne sont pas aussi fortes ni aussi violentes; mais les désordres s'établissent plus profondément, et les lésions plus radicalement dans l'organisme; aussi la morve, sous cet état, ne guérit-elle jamais spontanément. Dans les jetages résultant de contusions ou de plaies, cette teinte, ces nuances de coloration des produits sécrétés n'existe pas; seulement, lorsque la morve est compliquée d'épithéliôme, les deux sources morbides peuvent mélanger leurs produits, par conséquent n'être pas reconnus lorsqu'ils s'écoulent par le nez; mais ils deviennent reconnaissables lorsque, par les deux narines, il y a, d'un côté, le jetage caractéristique de la morve, et de l'autre le jetage particulier de l'épithéliôme, avec les caractères distinctifs de leurs sécrétions; ou encore lorsque, d'un seul côté, les matières morbides sont expulsées sans être mélangées. Il a donc pu arriver, dans les inoculations, à ceux qui ont avancé que la morve chronique n'est pas contagieuse, de ne s'être trompés qu'en puisant de la matière à une source qui ne provenait point de celle de la morve.

On voit, par les considérations qui précèdent, que la question de la morve a besoin d'être à nouveau examinée et étudiée à ce point de vue; et il faut reconnaître aussi que, depuis Lafosse fils, c'est-à-dire depuis cent ans, quoiqu'on ait beaucoup écrit et autant disserté sur la morve, pas un seul pas n'a été fait en avant dans la question.

C'est ce que je vais démontrer sans quitter le point où je me suis placé pour exposer mon argumentation.

Mais avant, Messieurs, je veux rappeler que M. H. Bouley a eu soin de vous dire qu'ayant prévu les objections j'avais lu mon discours; il a bien fait, car on aurait pu croire à une improvisation, tant j'ai touché juste, si l'on ne savait que j'ai l'habitude de lire ce que j'écris. Quant à lui, mon honorable collègue, il ne fait pas de même, je le sais; il prépare d'abord son discours, puis il l'*improvise*, ensuite il le rédige. N'étant pas professeur, j'écris et je lis; « je n'enseigne pas, moi, je raconte, » comme dit Montaigne.

Quoi qu'il en soit, je fais ordinairement peu attention à la forme, puisque, à mes yeux, dans l'improvisation, la forme est une parure; mais je veux féliciter mon collègue d'avoir fait disparaître, *en rédigeant son improvisation préparée,* la plus grande partie des ornements dont il avait *enguirlandé* son discours. On a pu voir, en effet, dans le procès-verbal de l'avant-dernière séance, l'heureuse modification du fait que je signale; il me plaît à le constater ici, car — l'habit ne fait pas le moine. — Je me borne à cette simple observation, mon but étant de ne laisser croire à personne que, moi, j'improvise mes discours.

Je continue donc à raconter.

Les deux Lafosse avaient indiqué qu'il y a plusieurs espèces de jetage, qu'on peut les reconnaître et les distinguer; malgré la justesse de cette observation, on y fit si peu attention que, longtemps après, Desplas écrivait que la morve et toutes les maladies qui s'accompagnent de flux nasal sont contagieuses. Aujourd'hui, ce ne sont plus les flux seulement qui sont contagieux; quand on ne découvre pas la cause d'une maladie, rien de plus simple et de plus facile en même temps que d'en expliquer le développement par la contagion. Mais démontrons à M. H. Bouley que la morve, dans toutes ses particularités, était bien connue dès la plus haute antiquité, et qu'elle l'est encore bien aujourd'hui, puisqu'il m'en fournit l'occasion. En parlant des altérations du poumon et de leur nature, M. H. Bouley commet deux erreurs, l'une historique sur l'origine de ces lésions, l'autre scientifique sur leur nature. La première, en attribuant à Dupuy la découverte des altérations du poumon dans la morve, en lui faisant dire que, le premier, il les a signalées, tandis que la connaissance de ces faits remonte à Aristote, qui, au chap. XXX du liv. VIII de son *Histoire des animaux*, en parle de la manière suivante : « Asini vero potissimum laborant morbo « quem vocant melida. Circa ipsum caput fit primum. Tum distillatur per « nares crassum et rufum. Quod ubi in pulmonis partes descendit inter-

« ficit. Nam ejus initia cum tantum caput occupat non sunt lœthalia. » Ce qui veut dire : « La maladie dont les ânes sont le plus fréquemment atteints est celle qu'on nomme *melida* (la *mélide*, la morve). Elle se manifeste d'abord autour de la tête même. Alors les narines distillent une humeur épaisse et rousse. Du moment où elle atteint une partie quelconque du poumon, elle cause la mort. Lorsque les premiers symptômes du mal n'atteignent que la tête, la maladie n'est pas mortelle. » Il est clairement exprimé dans ce passage que la morve reste quelquefois localisée dans la tête, ce qui est très-vrai. Si tous ceux qui ont écrit sur la morve n'ont pas lu Aristote, on voit du moins qu'ils ont partagé les idées de ceux qui, dans l'*Histoire des animaux,* se sont inspirés des écrits du philosophe de Stagire.

Les anciens connaissaient également bien la lésion des testicules, l'orchite d'aujourd'hui, considérée comme lésion spéciale et caractéristique de la morve, mais qui ne l'est pas plus qu'aucune autre, et qui n'a pas la valeur diagnostique de l'engorgement des ganglions, par cette raison qu'on guérit souvent cette affection des testicules par la castration, tandis qu'on ne guérit jamais la morve par l'ablation des ganglions ou l'églandage. Cette lésion est identique au farcin simplement, c'est le farcin aux testicules. Végèce, lui aussi, parle des *aposthumes qui viennent aux parties naturelles des animaux.* Je ne m'arrêterai pas davantage sur ce point; seulement je dirai qu'un cheval ayant du farcin aux testicules ne peut pas être considéré comme morveux, la lésion seule des testicules ne réunissant pas l'ensemble des caractères qui établissent l'existence de la morve.

Dans l'avant-dernière séance, j'ai dit que beaucoup de vétérinaires ont encore cette croyance que la gourme peut se changer en morve. Cette idée est déjà ancienne, car on la retrouve dans Albert le Grand. Quand il parle, dans la partie de son livre qui traite « *De animalibus,* » de la stranguline, il s'exprime ainsi : « Strangulina, dicitur infirmitas eo quod omnes « meatus gutturis equi per quos anhelitus ad nares a profundo pectoris « dirigitur cum tussis gravide constringitur. Fit igitur ex putrida esca et « ex contraria et ex aqua nimis spissa. Est autem attendendum quod in « hoc equus laborans infirmitate frequenter inter duodecim dies evadit vel « in morvellam transibit et tum periculabitur. » Ce qui veut dire : « On donne le nom de *stranguline* à une maladie des chevaux qui consiste dans un resserrement, avec toux et gonflement, de tous les canaux par lesquels la respiration est conduite du fond de la poitrine à l'orifice des narines. Elle provient d'une nourriture malsaine ou contraire, ou de la mauvaise qualité de l'eau. Or, il faut remarquer que le cheval atteint de cette affection en est débarrassé dans les douze jours, ou qu'il passe de là à l'état morveux, et qu'alors il est en danger de mort. » Il ressort clairement de cette citation de l'évêque de Ratisbonne que, de son temps, parmi les chevaux qui étaient affectés d'angines, il s'en trouvait qui étaient morveux. Cette erreur a fait son temps; huit siècles pour une erreur, c'est assez.

Quant à l'erreur scientifique, c'est d'avoir dit et répété que les altérations de la morve sont de nature tuberculeuse, cómme si le tubercule était simplement formé de matière fibrino-albumineuse, telles que le sont les lésions pulmonaires dans la morve. Cette erreur de Dupuy fut aussi partagée par Galy, qui, en sa qualité de pharmacien-chimiste, crut pouvoir guérir la morve, qu'il appela *affection calcaire*, par un traitement chimique.

Je n'insiste pas.

De toutes les maladies graves du cheval, la morve, ont dit MM. Ercolani et Bassi, est la plus facilement guérissable. Plus facilement guérissable assurément que le tétanos; plus facilement guérissable que le charbon, oui, vraiment; et aussi facilement guérissable que la paraplégie. M. H. Bouley, en critiquant, comme il l'a fait, ce point, a évidemment mal saisi la pensée traduite des auteurs italiens. Mais quand il se demande si la morve qu'on observe à Turin ne serait pas celle qu'on voit à Paris, est-ce bien sérieux? Je ne le pense pas, puisque, dans la deuxième observation que j'ai littéralement traduite, il voit bien dans le nez les lésions de la morve, et il les retrouve dans le poumon aussi, non pas complétement guéries, mais en voie de cicatrisation; de plus, il voit que les ganglions disparaissent en subissant la transformation fibreuse. Rappelons que l'animal, objet de cette observation, fut sacrifié uniquement dans le but de s'assurer de l'effet que le médicament avait produit sur les lésions du nez et sur celles des poumons. Si ce n'est pas là la morve, s'il ne l'a pas reconnue à ces symptômes, je prie M. H. Bouley de me dire ce que c'est. Quant à moi, je soutiens que c'est la morve, parce qu'il n'y a aucune maladie chez le cheval, l'âne et le mulet, qui produit de telles altérations. A ce sujet, je dirai que ceux qui ont lu les auteurs anciens ont pu se convaincre qu'il est impossible de ne pas reconnaître la morve aux descriptions même incomplètes qu'ils nous ont laissées.

M. H. Bouley s'est ensuite arrêté quelques instants sur la transformation fibreuse, mode de cicatrisation des lésions de la morve et du farcin. Il a même avancé que, lorsqu'il y a de la suppuration dans les ganglions ou dans les lymphatiques qui s'y rendent, il faut donner écoulement à la matière en ouvrant les tissus; que la guérison n'est possible que par l'incision. D'abord, les collections de pus, les abcès dans le centre même des ganglions, sont très-rares. Nous croyons, nous, tout le contraire, d'après notre manière de faire; que c'est lorsqu'il y a de la suppuration en dehors des ganglions dans le tissu cellulaire qui les enveloppe, qu'il faut donner issue aux collections purulentes, si mieux on n'aime les voir s'ouvrir d'elles-mêmes au dehors. Tous les jours, on fait disparaître des ganglions engorgés ou des cordes de farcin, au centre desquelles il y a du pus ou de la lymphe altérée, par l'application de préparations arsenicales.

Mais la question à résoudre est dans les sinus et pas ailleurs; les autres ne sont que secondaires. Permettez-moi d'y revenir encore. Vous avez suffisamment compris, je pense, Messieurs, que je n'admets pas que la morve puisse commencer par les sinus; aucun fait ne le démontre, et c'est une forte raison en faveur de l'opinion de MM. Ercolani et Bassi, opinion que je partage complétement, à savoir : que l'épithéliôme chronique des sinus est une affection particulière qui n'a rien de commun avec la morve, contrairement à M. H. Bouley, qui veut, et tous les membres de la Société partagent son opinion, que l'épithéliôme soit un symptôme local, caractéristique de la morve.

C'est la coïncidence, sans doute, de l'épithéliôme avec la morve, ou plutôt cette affection consécutive à la morve, qui a fait admettre sans preuve que cette affection des sinus est une lésion de la morve, un symptôme local, par cette simple raison que voyant souvent, à l'autopsie des chevaux morveux depuis plus ou moins longtemps, une altération de la membrane des sinus, on en a conclu à une lésion caractéristique.

La question, aujourd'hui, est donc bien, comme je l'ai dit, dans les sinus, et c'est là qu'il faut porter la lumière. Mais quelle crainte avez-vous donc de l'y voir pénétrer, demanderai-je à M. H. Bouley, par votre opposition qui me paraît décidément systématique et un peu suspecte? Ce que nous voulons, nous, vous le savez, c'est la vérité vraie; nous la cherchons, nous voulons la voir, mais sortie de son obscurité, afin de la reconnaître. Il semblerait, en effet, que vous craignez de voir renverser l'opinion que vous vous êtes faite sur l'affection des sinus, opinion qui, en somme, n'est appuyée que sur l'observation seulement. Eh bien! si cette opinion est fausse, elle tombera; si elle est exacte, juste, elle restera debout, plus solide encore, puisqu'elle aura été retrempée dans la discussion.

M. H. Bouley affirme que l'épithéliôme des sinus, c'est la morve, une lésion de cette maladie, un symptôme local; mais vous n'en savez rien, parce que vous supposez alors que le produit sécrété dans ces cavités, que vous appelez le *département* supérieur des cavités nasales, est virulent. Comment pourriez-vous le savoir? Par l'observation, ça n'est pas possible; ici, l'observation seule est insuffisante.

Je dis plus, il serait possible que les arsénites ou les préparations arsenicales tétaniques, en faisant disparaître les symptômes que l'on appelle locaux, le jetage, les chancres particulièrement, aient la propriété de détruire le principe virulent dans ses foyers de production et dans les sécrétions morbides. Si ce fait, que je signale à l'attention des expérimentateurs, était démontré, ce serait un résultat immense, considérable, puisque l'affection, n'étant pas encore complétement guérie, serait alors sans danger pour l'homme et les animaux. Si vous faites disparaître les symptômes locaux de la morve, c'est la guérison; car les symptômes apparents de la morve, c'est la morve elle-même. Il deviendrait donc alors inutile de s'assurer, par le sacrifice des animaux, si la morve est bien guérie, une fois qu'il serait reconnu qu'elle n'est plus virulente. Quoi qu'il en soit, nous croyons que ceux qui conservent les animaux qu'ils disent avoir guéris font mieux que ceux qui les sacrifient; qu'ils sont plus dans le vrai, puisque la morve, après la guérison, laisse pour toujours des traces ineffaçables de son passage. Mais la morve pourrait-elle reparaître après un temps plus ou moins long? C'est possible, surtout si le traitement n'est pas continué après la disparition des symptômes locaux. C'est ce que l'observation apprendra en conservant les animaux guéris, l'occision ne pouvant absolument rien apprendre à ce sujet.

Dans l'avant-dernière séance, M. H. Bouley m'a fait une question assez étrange, une question insidieuse et captieuse tout à la fois; vous devez vous la rappeler encore, Messieurs, car vous m'avez paru l'accueillir par un sourire approbateur de complaisance, me croyant probablement dans un grand embarras. Cette question était insidieuse, parce qu'elle renfermait un piége; me mettre en défaut en était le but évident; elle était captieuse, car elle tendait à me faire répondre par un oui ou un non. C'était, vous le voyez, une subtilité. M. H. Bouley crut me tenir enfermé dans son dilemme. Voyant le piége, je ne répondis pas; mais ne voulant rien laisser passer sans réponse, je vais ici même m'expliquer sur l'argument fourchu de mon honorable contradicteur. Son intention étant donc de me faire perdre pied dans la question de l'épithéliôme, il me demanda de répondre à cette question : « Deux chevaux sont affectés de la morve chronique parfaitement reconnue; vous inoculez la matière du jetage de l'un : la maladie se transmet; vous inoculez ensuite la matière de l'autre cheval, mais sans résultat; en conclurez-vous que la morve est contagieuse avec l'un, et non contagieuse avec l'autre? » La réponse était aussi embarrassante que la demande était peu sérieuse. Malgré cela, je dis : la morve se transmettant avec le premier cheval, elle est contagieuse; et inoculeriez-vous avec le second 10, 20, 30, 40, 50, 100 chevaux, que dis-je, 100,000, sans produire aucun résultat, un seul fait suffit pour établir péremptoirement que la morve est contagieuse. Il n'était donc point possible de répondre par oui, ou non, à une question posée dans ces termes. La morve n'est pas tantôt contagieuse, ni tantôt non contagieuse : elle est toujours contagieuse. Quand on inocule la morve à beaucoup de chevaux, le *virus* peut n'être pas mûr, ou suffisamment préparé; il peut même être altéré; c'est ainsi que s'explique l'impossibilité de la transmission ; ou bien les animaux sur lesquels l'inoculation est pratiquée ne sont pas aptes à recevoir le virus; ils n'y sont pas préparés suffisamment, ou les conditions organiques, chez eux, ne sont pas favorables pour faire reproduire une affection identique; ce qui ne devient possible que lorsque ces conditions elles-mêmes sont changées. Tous les jours on peut, et très-facilement, vérifier des faits de ce genre dans les salles de vaccination de Paris.

Dans la morve chronique, des produits morbides fibrino-albumineux se déposent dans le tissu pulmonaire; du pus s'accumule dans les organes, envahit leur trame organique, et la lymphe altérée engorge les lymphatiques. Dans le nez, l'épithélium s'érode, se déchire; la muqueuse se creuse, disparaît; le cartilage lui-même de la cloison nasale n'échappe pas à la marche envahissante de la destruction, et c'est en ouvrant des tranchées dans les tissus, en perforant les cloisons, que l'ulcération agrandit les cavités. Au contraire, dans les sinus, les phénomènes morbides sont tout à fait différents; il se produit des tissus nouveaux, d'un aspect particulier, friables, qui augmentent peu à peu, et la cavité se remplit. J'ignore si cet état morbide est dû à l'érosion de l'épithélium de la muqueuse, si même c'est la muqueuse, ou le tissu cellulaire sous-muqueux, ou bien le périoste, qui est le siége de la lésion. Quoi qu'il en soit du tissu qui, à l'état pathologique, produit de telles altérations, c'est à cette affection des sinus, à cette maladie particulière, qu'on donne le nom d'*épithéliôme*.

M. H. Bouley m'a fait dire que la muqueuse des sinus malade, une fois guérie, redevient à l'état normal; j'affirme n'avoir jamais dit rien de semblable, parce que, quand cette membrane a été détruite, elle ne peut jamais se reformer, et son retour à la minceur d'une feuille de papier n'es plus à tout jamais possible. Ni moi, ni les expérimentateurs de Turin, n'avons dit cela, par cette raison qu'il n'a été fait d'autre traitement qu'avec le bi-arsénite de strychnine, et que les épithéliômes ont résisté et persisté malgré leur emploi, et qu'un traitement local n'a été essayé qu'une seule fois (Obs. XXIX).

Beaucoup de praticiens sérieux pensent aujourd'hui, comme nous, que la morve chronique est guérissable au début, mais au début seulement, et j'insiste sur ce point, qu'on me paraît avoir oublié, afin d'éviter toute discussion qui serait sans le moindre intérêt, puisqu'il n'y a aucune chance de guérison lorsque la morve est déjà ancienne. La critique de M. H. Bouley a donc porté en grande partie sur des points qui, dans la question de la morve, ne font l'objet d'aucune contestation de notre part. Quand il dit que le remède ne guérit pas, il dit vrai pour la morve ancienne, qui existe depuis quelques mois; mais, pour la morve au début, les faits sont là qui prouvent le contraire.

Dans la dernière séance, M. Renault, qui avait demandé l'impression de ma communication et sa distribution avant la discussion, me paraît être de cet avis, qui est le mien : que dans une question de fait il faut d'abord contrôler les faits expérimentalement, avant de les discuter.

M. U. Leblanc est venu dire qu'avec le chlore, l'iode, il avait fait cicatriser des chancres, cesser le jetage ; en un mot, les symptômes locaux de la morve. Quant à l'affection des sinus, il ne dit pas s'il regarde cette lésion comme un symptôme local, caractéristique ; seulement, jamais il ne l'a vue disparaître par les moyens qu'il a mis en usage.

Quant à M. Crépin, il me permettra de ne pas l'accompagner dans sa revue rétrospective ; la question, Dieu merci ! n'est plus sur le terrain où il s'est plu à la retrouver. C'est déjà de l'histoire ancienne ; nous n'avons donc rien à faire ici avec Collaine et *tutti quanti*. Disons, cependant, à M. Crépin, que la plupart de ceux qui ont cherché à guérir la morve ont pris indistinctement et indifféremment tous les chevaux atteints de cette affection. Qu'il soit donc bien dit, et une fois encore pour toutes, *que la morve est seulement guérissable au début*, et que toutes les fois qu'elle existe depuis deux, quatre, six mois et plus, elle est *incurable;* il faut faire sacrifier les animaux.

J'ai vu avec quelque regret, je l'avoue, nos deux honorables collègues MM. Riquet et Signol rendre prématurément compte de quelques expériences qu'ils ont tentées avec le bi-arsénite de strychnine, sans s'être assurés préalablement de la qualité du médicament, ni de son action. Il y a réellement lieu de s'en étonner de la part de deux praticiens aussi distingués ; et, malheureusement, ces expériences incomplètes, il faut bien le dire, ne prouvent rien absolument. Que d'expériences ainsi faites ! Mais M. Signol, particulièrement, m'a fait le reproche de n'avoir pas fait connaître les doses ainsi que les précautions à prendre. Afin de faire voir combien peu ce reproche est fondé, je vais relire le passage de ma communication où il est question de ce point important.

« MM. Ercolani et Bassi, voulant s'assurer tout d'abord de la dose à la-
« quelle ces agents tétaniques pourraient être administrés au début du
« traitement, ont constaté : que 1 gramme d'arsénite de strychnine, ad-
« ministré en une seule fois, à un cheval de haute taille, détermine, vingt
« minutes après avoir été introduit dans l'estomac, des phénomènes con-
« vulsifs et tétaniques particuliers à l'empoisonnement par la strychnine ;
« ces phénomènes augmentent progressivement jusqu'au moment de la mort
« de l'animal, qui arrive au bout de trente minutes environ ; que 60 cen-
« tigrammes, donnés en une seule fois, produisent de légères contractions
« musculaires tétaniques, mais non la mort. Partant de ces données, l'ar-
« sénite, de même que le bi-arsénite de strychnine, fut donné à la dose de

« 20 centigrammes en deux fois dans la journée ; ils augmentèrent gra-
« duellement la dose tant qu'il y eut tolérance ; de cette manière, ils arri-
« vèrent, dans quelques cas, jusqu'à la dose de 40 et même 45 centi-
« grammes par chaque dose, c'est-à-dire à 80 et 90 centigrammes par
« jour. »

Ainsi donc, lorsqu'on s'est préalablement assuré de l'efficacité du médicament en portant la dose jusqu'à l'intolérance, on le fait prendre alors à petites doses, que l'on augmente tant qu'il y a tolérance. Pendant le cours du traitement, les sueurs, l'inappétence, la rigidité musculaire, manifestée dans quelques cas par la raideur tétanique de la queue, que les animaux portent comme s'ils avaient été *anglaisés*, sont des signes qui annoncent que l'intolérance commence. Quelquefois il survient des convulsions, mais elles sont rares et de courte durée; elles n'ont, du reste, aucune suite fâcheuse ordinairement. Après un ou deux jours de repos, on reprend le traitement; et il est bon, lorsqu'il s'est produit des phénomènes d'intolérance, de remettre l'animal à une dose plus faible que celle donnée la dernière. Il est aussi toujours convenable, autant que rationnel, d'alterner de temps à autre les doses faibles avec les plus fortes, de manière à éviter les manifestations de l'intolérance par accumulation, et pouvoir ainsi arriver sur la fin du traitement à la dose maximum donnée en deux fois, c'est-à-dire à 80 ou à 90 centigrammes avec le bi-arsénite de strychnine, et à 5 ou à 7 grammes si on fait usage de l'extrait arsenical de noix vomique.

Telles sont les précautions à prendre dans des expériences aussi délicates.

Enfin, M. H. Bouley a encore avancé que, sur 100 chevaux morveux, 95 au moins ont les sinus malades. Je n'ai pas peu, mais aucune confiance dans des statistiques ainsi présentées. Jusqu'à présent, nos observations ne nous permettent pas de porter à plus du quart, en moyenne, les cas de morve compliquée d'épithéliôme, et à la moitié les cas d'épithéliômes simples sur les chevaux, dit-on, affectés de *catarrhes chroniques, suspects de morve*, ou *douteux*.

Au surplus, je me suis demandé ce qu'il peut y avoir de vrai dans les chiffres statistiques fournis par M. H. Bouley, relativement à l'affection des sinus rencontrée sur les chevaux morveux dont il parle, et quelle valeur pouvait avoir cette statistique. L'épithéliôme étant une affection particulière, se montre très-souvent dans le cours de la morve; c'est elle qui la fait développer : elle est donc consécutive ; tandis que l'épithéliôme qui apparaît seul, sans cause appréciée, peut exister très-longtemps sans qu'on voie jamais apparaître de chancres sur la pituitaire, ni d'autres symptômes caractérisant la morve. Eh bien ! il y aura d'autant moins de chevaux avec épithéliôme que l'affection sera à son début, parce que l'épithéliôme consécutif se développe lentement ; au contraire, il y aura d'autant plus de chevaux morveux avec épithéliôme que la maladie existera depuis plus longtemps. Le chiffre de 95 pour 100, fourni par M. H. Bouley, prouve bien plus en faveur de mon opinion qu'il ne le croit, pour établir que l'inflammation des sinus est une affection à part, consécutive, et, bien que se montrant dans le cours de la morve, n'en présente cependant aucun des caractères. On le voit, M. H. Bouley compte les faits; nous, nous les pesons. Afin de donner quelque valeur à sa statistique, M. H. Bouley aurait au moins dû nous dire depuis combien de temps les chevaux qu'il fait entrer en ligne de compte étaient morveux.

Quoi qu'il en soit, je maintiens que, sur 100 chevaux condamnés comme douteux ou suspects de morve, 50 sont abattus n'ayant pas la morve, mais seulement un épithéliôme chronique des sinus, qui n'est point virulent. Il serait donc très-important de s'en assurer en inoculant de la matière prise dans les sinus, puis aussitôt sacrifier l'animal, afin de voir si cette affection existait seule. Inoculer ensuite simultanément des matières prises sur un cheval morveux avec épithéliôme ; enfin, inoculer le produit morbide d'un épithéliôme persistant pris sur un cheval qui aura été radicalement guéri de la morve. En dehors des faits, tous les raisonnements seront lettre morte, sans portée ni valeur; il ne suffit pas d'observer, il faut tout d'abord expérimenter. Bacon a dit : « Si tu veux savoir, observe ; si tu veux découvrir, expérimente.» Aujourd'hui, si l'on sait beaucoup déjà pour avoir observé, ne reste-t-il pas encore bien des expériences à faire pour découvrir !

M. SIGNOL. — M. Prangé vient de dire que je lui ai reproché à tort de n'avoir point indiqué les doses, et pour preuve il lit un passage de sa première communication dans lequel ces doses sont en effet indiquées. M. Prangé fait erreur, je ne lui ai pas adressé ce reproche ; j'ai seulement dit à M. Prangé que nous avions expérimenté d'après les indications données par lui dans *la Science pour tous*. Comment faire autrement, du reste, puisque, la communication de notre collègue n'étant pas imprimée, je ne pouvais m'en rapporter aux souvenirs qui me restaient après une simple lecture? M. Prangé m'a répondu que ce n'était pas sur cette publication qu'il fallait me guider. Puisqu'il y a deux manières de procéder, une qu'on expose devant la Société, l'autre qu'on publie dans *la Science pour tous*, je demanderai à M. Prangé de fixer nos indécisions et de nous dire quelle est la bonne, afin que nous puissions faire des expériences qui se trouvent dans les mêmes conditions que les siennes.

M. H. BOULEY demande que, vu l'heure avancée, la parole lui soit donnée dans la séance prochaine pour répondre à M. Prangé.

Séance du 11 juillet 1861.

M. H. BOULEY. — La question qui se débat aujourd'hui devant vous a une importance qui justifie la longueur de ces débats. Il ne s'agit pas seulement, en effet, de la guérison de la morve, mais aussi de celle de la tuberculose. S'il était vrai que le traitement de la morve fût enfin trouvé, de là à la guérison de la phthisie il n'y aurait qu'un pas : car, en définitive, la phthisie pulmonaire est une des altérations les plus constantes de la morve.

Mais guérit-on vraiment cette dernière maladie? C'est ce qu'il s'agit d'examiner.

Je rappellerai tout d'abord que MM. Ercolani et Bassi ont reconnu avec bonne foi que leur traitement était inefficace contre ce qu'ils ont appelé l'*épithéliôme*, au dire de M. Prangé. Mais alors, ai-je dit, votre traitement a bien peu de chances de réussite : car ce que vous appelez l'*épithéliôme*, ce que nous nommons, nous, la *collection purulente des sinus*, est dans la morve un fait *quasi constant*.

Ceci, M. Prangé l'a nié. Je suis alors venu avec des chiffres à la dernière séance, et j'ai prouvé, ces chiffres en main, que ce que j'avais avancé d'après mes souvenirs cliniques était l'expression rigoureuse de la vérité. Mais M. Prangé a un parti pris : de ces chiffres il ne veut tenir nul cas. Toutefois, comme il est de bonne foi, son esprit, systématique sur ce point, ne le domine pas assez pour lui faire faire une dénégation quand même, et il fait une concession qui me suffit, car elle est trop large pour que son système n'en soit complétement renversé. Oui, nous dit-il, il y a un épithéliôme qui se montre dans le cours de la morve : mais ce n'est là qu'un effet secondaire. Primitivement, cette lésion n'existe pas; elle ne vient qu'après un certain temps.

Admettons un instant qu'il en soit ainsi : vous admettez donc aujourd'hui ce que tout d'abord vous avez nié, que dans la morve la collection des sinus est un fait très-fréquent? La discussion aura au moins servi à nous mettre d'accord sur cette question de fait. Je sais bien qu'au point de vue de l'interprétation de ce fait, la dissidence persiste. Pour vous, cette collection des sinus, cet épithéliôme, comme vous le dites, n'est pas de la morve : ce n'en est qu'un épiphénomène. A supposer que cela soit, chose que je conteste, n'en ressort-il pas que vous avez eu tort d'affirmer, comme vous l'avez fait, que vous possédiez certainement le moyen de guérir cette maladie complexe que l'on appelle la *morve*, puisque vous avouez vous-même que vous ne la guérissez pas alors que l'*épithéliôme*, c'est-à-dire cet accident, cette suite, cet effet, ce que vous voudrez, est venu la compliquer, et qu'il résulte des statistiques que cette complication se manifeste dans l'immense majorité des cas, c'est-à-dire quatre-vingt-quinze fois sur cent?

Mais, dites-vous, puisque l'épithéliôme est un effet qui ne se produit que lentement, attaquez la morve à son début, et vous la guérirez. Je conteste d'abord votre prémisse, à savoir que l'épithéliôme n'est qu'un effet, une inflammation consécutive. Je vous ai fait voir, par la statistique de la dernière séance, que, sur sept cas de morve aiguë, la collection des sinus s'est rencontrée quatre fois.

Puisque vous prétendez que votre traitement n'est efficace qu'au début de la morve chronique, vous auriez dû nous dire ce que vous appelez le début de cette maladie, nous en indiquer les caractères. Je vous avoue que, pour ma part, je ne les connais pas au juste. Souvent, le plus souvent, quand les signes extérieurs de la morve apparaissent, ils ne sont que l'expression dernière de la cachexie. C'est ce dont témoignent les autopsies faites maintes et maintes fois à la clinique de l'École, alors que les sujets abattus ne présentaient que depuis quelques jours seulement les symptômes qui appartiennent à la morve.

Il ne paraît pas, du reste, que MM. Ercolani et Bassi aient suivi, dans les expériences qu'ils ont publiées, le précepte que donne, d'après eux, M. Prangé, de ne tenter le traitement morveux que sur des chevaux affectés de la morve à ses débuts. Je vois, en effet, que l'on a constaté l'existence de tubercules nombreux dans les poumons du cheval dont ils relatent l'autopsie. Est-ce que, pour eux, la maladie, chez ce cheval, n'en était encore qu'à ses débuts?

Ils ont à nous donner sur ce point un supplément d'instruction.

Autres questions que j'adresserai à M. Prangé : qu'est-ce que vous appelez un *épithéliôme?* C'est un mot nouveau qui ne se trouve pas encore dans la science. J'ai consulté, pour cela, le Dictionnaire de MM. Robin et Littré, la *Pathologie cellulaire* de Virchow, et je ne l'ai pas rencontré. On ne trouve dans ces ouvrages que le mot *epithelioma,* que l'on a proposé de substituer à celui de *cancroïde* pour désigner une variété de cancer dont les éléments sont constitués par des cellules épithéliales. Votre mot *épithéliôme* a-t-il la même signification que le mot *epithelioma?* Je le soupçonne fort. Je crois que M. Prangé, en sa qualité de traducteur, a cru devoir donner une désinence française au mot *epithelioma,* qui doit se trouver dans le texte italien. Si cela est, il en résulte que, suivant MM. Ercolani et Bassi, la morve se complique, dans l'immense majorité des cas, d'un cancer épithélial de la membrane des sinus. Cette nouvelle manière de voir peut être vraie, je ne le conteste pas; mais il fallait, pour l'appuyer, autre chose qu'une simple affirmation. On aurait dû nous prouver par des observations microscopiques détaillées qu'il en est ainsi, et vous avouerez, Messieurs, que, si cela est, l'idée doit singulièrement grandir de la gravité qu'il faut attacher à la morve.

M. Prangé avait cru trouver un critérium à l'aide duquel il serait possible d'établir la nature véritable de la collection des sinus. La morve étant contagieuse, dit-il, si l'épithéliôme est de nature morveuse, son inoculation doit transmettre la morve. Sinon, non.

A ce propos, je lui ai adressé une question que M. Prangé trouve tout à la fois *insidieuse* et *captieuse;* je lui ai demandé si, étant donné un cheval qui présenterait les caractères objectifs les mieux confirmés de la morve chronique, il déclarerait que ce cheval n'est pas morveux, parce que l'inoculation de son jetage à un cheval sain ne donnerait aucun résultat positif. Or, l'expérience prouve qu'il peut en être ainsi. Pourquoi donc, ai-je dit à M. Prangé, voulez-vous que l'inoculation puisse être invoquée comme un critérium certain dans le premier cas, et non pas dans le second? Cette question n'avait rien d'insidieux ni de captieux, mais elle était embarrassante, si embarrassante que M. Prangé, depuis deux mois qu'elle est posée, n'y a pas encore répondu, et que, pour se tirer d'affaire, il a substitué une autre question à celle que j'avais formulée. Voici, en effet, la question que me prête M. Prangé : « Deux chevaux sont affectés de la morve chronique parfaitement reconnue, me fait-il dire; vous inoculez la matière du jetage de l'un. La maladie se transmet. Vous inoculez ensuite la matière de l'autre cheval, mais sans résultat. En conclurez-vous que la morve est contagieuse avec l'un, et non contagieuse avec l'autre? »

Ce n'est pas là, Messieurs, vous pouvez maintenant en juger, la question dont j'avais proposé la solution. Je viens d'en rappeler les termes; je les maintiens, et je prie de nouveau M. Prangé de vouloir bien y répondre, si tant est qu'il prétende toujours que l'inoculation de la matière des sinus est un moyen certain de reconnaître si cette matière est ou non de nature morveuse.

J'arrive à un autre point qui a son importance.

La base du traitement italien est l'arsenic et la strychnine, combinés ensemble de manière à former un sel qui serait un arsénite de strychnine. Il a déjà été dit, dans cette enceinte, que c'était une question douteuse que ce sel existât réellement, ou du moins qu'il résultât du procédé indiqué pour le former. Voulant éclairer ce point, j'ai prié M. Clément de s'assurer réellement si, en suivant ce procédé, on parvenait à composer l'arsénite de strychnine, comme le prétendent MM. Ercolani et Bassi; et voici la communication que m'a faite M. Clément. J'en donne lecture à la Société

« Monsieur et cher Professeur,

« Vous m'avez prié de préparer, dans le laboratoire de l'Ecole, l'arsénite de strychnine, si préconisé dans ces derniers temps contre la morve par quelques vétérinaires italiens.

« Heureux de vous être agréable, je me suis empressé d'obtempérer à votre désir et de me mettre en mesure de vous procurer le sel que vous vous proposiez d'administrer à vos malades.

« Pour le préparer, j'ai suivi avec la plus rigoureuse exactitude les formule et indications des vétérinaires italiens. Mais, malheureusement, l'essai n'a pas réussi ainsi que je l'espérais et que ces messieurs l'annoncent. Au lieu d'un arsénite de strychnine, je n'ai obtenu qu'un chlorhydrate de la même base.

« En effet, d'une part, les cristaux qui se sont formés, soumis à l'épreuve de l'appareil de Marsh après avoir été lavés avec le plus grand soin, n'ont pas donné la plus petite tache arsenicale, lorsque la moindre gouttelette de l'eau mère a permis d'en recueillir une quantité considérable, et, d'une autre part, les mêmes cristaux, traités par l'azotate d'argent, ont formé immédiatement un précipité abondant et caillebotté de chlorure d'argent, reconnaissable à son insolubilité dans un excès d'acide azotique et à sa grande solubilité dans l'ammoniaque.

« Vous devez vous rappeler ces effets que je vous signale, car je vous en ai rendu témoin vous-même en les reproduisant sous vos yeux dans le laboratoire de chimie d'Alfort.

« Ces simples effets sont significatifs. Evidemment, le procédé indiqué par MM. les professeurs vétérinaires italiens pour préparer l'arsénite de strychnine ne donne que du chlorhydrate de la même base.

« Veuillez agréer, etc.,

« E. Clément. »

Ainsi, d'après cette note, le médicam nt administré par MM. Ercolani et Bassi ne serait qu'un hydrochlorate de strychnine. Sans doute que ce serait là un fait secondaire, s'il résultait des expériences faites que ce que MM. Ercolani et Bassi croient être un arsénite de strychnine est un moyen efficace de guérir la morve; mais on avouera cependant que, si ces messieurs ont pu se faire illusion sur la nature du médicament qu'ils administrent, ils ont pu s'en faire aussi sur la nature des résultats obtenus.

Telle est la foi de M. Prangé en la puissance imaginaire d'un sel imaginaire lui-même, qu'il va jusqu'à soutenir la singulière et dangereuse doctrine que voici :

« Je dis plus : il serait possible que les arsénites ou les préparations ar-
« senicales tétaniques, en faisant disparaître les symptômes que l'on appelle

« *locaux,* le jetage, les chancres particulièrement, aient la propriété de dé-
« truire le principe virulent dans ses foyers de production et dans les sé-
« crétions morbides. Si ce fait, que je signale à l'attention des expérimen-
« tateurs, était démontré, ce serait un résultat immense, considérable,
« puisque l'affection, n'étant pas encore complétement guérie, serait alors
« sans danger pour l'homme et les animaux. Si vous faites disparaître les
« symptômes locaux de la morve, c'est la guérison; car les symptômes
« apparents de la morve, c'est la morve elle-même. Il deviendrait donc
« alors inutile de s'assurer, par le sacrifice des animaux, si la morve est
« bien guérie, une fois qu'il serait reconnu qu'elle n'est plus virulente.
« Quoi qu'il en soit, nous croyons que ceux qui conservent les animaux
« qu'ils disent avoir guéris font mieux que ceux qui les sacrifient; qu'ils
« sont plus dans le vrai, puisque la morve, après la guérison, laisse pour
« toujours des traces ineffaçables de son passage. Mais la morve pourrait-
« elle reparaître après un temps plus ou moins long? C'est possible, sur-
« tout si le traitement n'est pas continué après la disparition des symptômes
« locaux. C'est ce que l'observation apprendra en conservant les animaux
« guéris, l'occision ne pouvant absolument rien apprendre à ce sujet. »

Je dis, moi, Messieurs, que cette doctrine est dangereuse, car elle ne tend à rien moins qu'à déterminer les propriétaires à faire usage des chevaux morveux, une fois qu'ils auraient été soumis au traitement arsenical, absolument comme s'ils étaient sains, et comme si aucun danger ne pouvait résulter de leur contact avec l'homme ou les animaux. Sur quoi M. Prangé s'appuie-t-il pour soutenir cette manière de voir? Sur aucun fait, sur aucune expérience. C'est une idée, et voilà tout. Eh bien! Messieurs, voici un fait qui me revient très à propos en mémoire, et qui prouvera toute l'inanité de cette idée et les conséquences redoutables que son application peut entraîner :

Le mois dernier, en faisant la visite de l'établissement d'un camionneur du chemin de fer de Lyon, je constatai sur un cheval une plaie du chanfrein qu'on me dit être le résultat d'une blessure par la muserolle du licou. Examen fait de cette blessure, je lui reconnus les caractères d'un ulcère farcineux; et, de fait, en cherchant s'il n'existait pas en d'autres points du tégument des lésions du même ordre, je constatai l'existence d'un bouton farcineux à la face interne de l'avant-bras gauche, et d'un autre, déjà ulcéré, dans la région inguinale droite. Du reste, ce cheval était dans les meilleures conditions apparentes de santé : ses chairs étaient pleines et fermes, son poil lustré, l'appétit excellent, les forces non diminuées. J'engageai le propriétaire de ce cheval à le faire sortir immédiatement des rangs et à l'envoyer en traitement à l'École, ce à quoi il consentit. Ce cheval fut soumis au traitement nouveau, d'après la formule de M. Martin, c'est-à-dire qu'on lui fit prendre tous les jours, dans ses provendes, 2 grammes d'acide arsénieux et 15 grammes de noix vomique. Ce traitement fut suivi pendant trois semaines, au bout desquelles tous les symptômes du farcin avaient disparu. L'état de l'animal était celui de la santé la plus parfaite; toutefois, son propriétaire, éclairé par une longue expérience, me dit qu'il préférerait que son cheval fût abattu plutôt que de le faire rentrer dans les rangs, de peur d'une récidive prochaine. Ce me paraissait un moyen excessif dans les conditions de santé apparentes où cet animal se trouvait. J'approuvai la prudence du propriétaire, et l'engageai à faire travailler son cheval seul jusqu'à nouvel ordre et à le loger dans un compartiment isolé. Il promit de s'astreindre à cette prescription; mais, craignant les suites de la maladie dont cet animal avait été atteint, ayant peu de foi dans sa guérison et ne voulant pas le vendre par loyauté, il en fit présent à son marchand de fumier, en l'avertissant des motifs de sa détermination. Celui-ci était donc bien prévenu, mais il ne tint pas assez compte des recommandations qui lui avaient été faites, et il logea l'animal que l'on venait de lui donner avec ses deux autres chevaux. Au bout de moins d'un mois, le cheval dont il s'agit ici venait à l'École, présentant cette fois tous les symptômes de la morve confirmée; je le fis abattre, et, à son autopsie, je constatai toutes les lésions propres à cette maladie, aussi bien dans les poumons que dans les cavités nasales.

Mais ce n'est pas tout : un des deux chevaux qui avaient cohabité avec ce dernier présentait des symptômes de farcin consistant dans une corde située sur l'épaule droite. Ce cheval fut laissé en traitement, à son tour, à l'École, et soumis au traitement avec l'arsenic et la strychnine. C'était bien au début de la maladie que le traitement fut appliqué. Il fut suivi pendant une quinzaine. Malgré cela, la maladie suivit son cours. D'autres tumeurs farcineuses apparurent; un engorgement d'un membre postérieur se manifesta, puis des douleurs extrêmement intenses dans l'articulation du grasset du côté droit. Bref, le propriétaire de ce sujet, éclairé à son tour par une expérience coûteuse, ne voulut pas que le traitement fût continué. Son cheval fut abattu, et l'on constata, à son autopsie, des abcès métastatiques dans ses poumons, bien que les signes extérieurs de la morve n'existassent pas encore. L'articulation douloureuse était le siége d'une arthrite aiguë non encore purulente.

Un fait comme celui que je viens de rapporter est assez éloquent par lui-même; il suffit pour prouver l'inanité de la doctrine de M. Prangé, qui voudrait voir dans l'arséniate de strychnine, sel qu'il n'administre même pas, paraît-il d'après les expériences de M. Clément, non-seulement un moyen de guérir les lésions de la morve, et, à supposer son impuissance à cet égard, une espèce d'agent contre-virulent qui, tout en laissant persister les symptômes physiques de la maladie, ferait du cheval morveux un animal tout à fait inoffensif. Quand on soutient une pareille doctrine, ce serait bien la moindre des choses qu'on fournît à l'appui quelques faits expérimentaux; mais M. Prangé trouve plus commode d'affirmer sans prouver.

Autre point. M. Prangé, qui se croit en guerre quand il discute, — il en a fait l'aveu dans la dernière séance, — a pris pour tactique de se faire *laudator temporis acti*, afin de diminuer d'autant la valeur de ses contemporains. Suivant lui, la question de la morve doit être reprise *ab ovo* : rien n'a été fait pour l'éclairer de notre temps. Aristote avait découvert les tubercules pulmonaires avant Dupuy, et la preuve, il la trouve dans le passage suivant :

« La maladie dont les ânes sont le plus fréquemment atteints est celle qu'on nomme *melida* (la mélide-morve). Elle se manifeste d'abord autour de la tête même. Alors les narines distillent une humeur épaisse et rousse. *Du moment où elle atteint une partie quelconque du poumon, elle cause la mort.* »

Il faut avouer, Messieurs, que M. Prangé est assez peu exigeant, s'il trouve dans ce passage la démonstration qu'Aristote connaissait les tubercules pulmonaires et les a signalés comme une des lésions les plus constantes de la morve.

Puis vient l'éloge de Lafosse, avec ses sept espèces de morve. Pour M. Prangé, depuis Lafosse fils, l'étude de la morve n'aurait pas fait un pas. Toutefois, il veut bien faire une exception en sa faveur, à lui, M. Prangé. Grâce à lui, on peut aujourd'hui distinguer l'affection simple des sinus de celle qui coïncide avec l'affection morveuse. Il me semblait cependant, Messieurs, que cette distinction était faite depuis longtemps. Pour ma part, il y a longtemps que je la professe : les élèves de ma clinique peuvent en porter témoignage; et j'avoue que je ne me doutais guère, lorsque j'établissais devant eux les caractères différentiels de maladies si distinctes, que je faisais quelque chose de bien extraordinaire. Ces caractères différentiels, permettez-moi de les rappeler en quelques lignes, puisque aussi bien M. Prangé croit être le seul, parmi nous, qui les ait encore reconnus.

Dans l'abcès simple des sinus, celui qui est indépendant de la morve, il n'y a jamais de *glande*, c'est-à-dire de tumeur constituée par les ganglions lymphatiques indurés, bosselés, adhérents. Ces ganglions sont un peu plus tuméfiés que dans l'état normal, mais ils restent mobiles dans la cavité sous-glossienne; ils ne s'attachent pas, ils ne donnent pas la sensation de l'induration.

Jamais, dans l'abcès simple des sinus, il n'y a de chancres visibles ou tangibles sur la pituitaire. Cette membrane est absolument exempte de toute lésion ulcéreuse. A l'autopsie des sujets, on la trouve partout parfaitement intacte. L'aile interne du nez est quelquefois infiltrée et conséquemment tuméfiée. Cette infiltration coïncide avec la première période de la formation du pus dans le sinus; elle n'est autre chose que l'œdème symptomatique qui, partout où le pus est sécrété chez le cheval, se constitue toujours dans les parties qui sont déclives relativement au siége du foyer purulent. Mais ce symptôme est éphémère : la sérosité qui infiltre l'aile du nez disparaît rapidement, et quand l'abcès du sinus date de quelques semaines, l'œdème de cette aile n'existe plus.

Le jetage caractéristique de la collection des sinus est abondant, caillebotté, et augmente par l'exercice. Après la course, tout le pourtour de la narine est recouvert d'une couche épaisse de pus qui lui adhère périphériquement. Dans l'état de repos de l'appareil respiratoire, ce jetage est beaucoup moins abondant et n'occupe que le méat inférieur de l'orifice de la narine. Quelquefois il est odorant; c'est surtout lorsque la collection est ancienne et que, par le fait d'une sorte de filtration, la cavité du sinus contient des grumeaux épais de matières fibrineuses condensées qui ne peuvent s'échapper par l'ouverture étroite à l'aide de laquelle la communication est établie entre les deux départements, supérieur et inférieur, des cavités nasales. Dans ces cas, ces grumeaux subissent une altération putride dans les cavités qui les contiennent : de là l'odeur si insupportablement fétide de l'air expiré. Ce fait peut être aussi constaté dans la morve, mais il est infiniment plus rare.

A l'aide de la percussion, il est possible, dans un certain nombre de cas, d'obtenir des signes qui dénoncent la plénitude des sinus et l'inflammation de la membrane qui les tapisse, à savoir la matité et la sensibilité exagérée; mais ces signes peuvent manquer. C'est ce qui arrive quand la collection est peu abondante et l'inflammation ancienne, et leur absence ne doit pas impliquer forcément l'état de sainteté des sinus, lorsque existent les autres symptômes, qui suffisent à eux seuls pour en dénoncer l'altération.

Dans ces cas où la percussion ne fournit pas de signes positifs, il y a un procédé de diagnostic dont M. Riquet m'a parlé à la fin de la dernière séance, et qui est excellent, comme j'ai eu l'occasion de m'en convaincre depuis : c'est la perforation de la table du sinus avec une simple vrille. Cette perforation faite, rien de plus facile que de s'assurer s'il existe du pus dans la cavité; il suffit, pour cela, d'introduire une sonde cannelée par le trou frayé dans l'os. S'il y a une collection, la cannelure de la sonde la dénonce par le pus dont elle est remplie.

Quand la collection est très-abondante, elle est souvent indiquée à l'extérieur par la tuméfaction du frontal du côté correspondant, et quelquefois même par sa flexibilité. Comme ce double fait ne peut résulter que du repoussement de l'os par la matière accumulée derrière lui, toujours nécessairement cet état physique coïncide avec une grande matité et une sensibilité exagérée sous la percussion.

Enfin, dernier caractère propre à la collection simple des sinus, la membrane qui tapisse leur cavité est plus épaissie que dans l'état normal; mais elle n'est jamais irrégulièrement mamelonnée, comme c'est le cas dans la morve. On peut s'assurer de ce fait par la trépanation, et, pour un doigt exercé, il suffit de la sensation que donne cette membrane pour que l'observateur conçoive l'idée de la grande différence qui existe entre l'altération morveuse des sinus et celle qui dépend d'une inflammation simple non spécifique.

Si j'ajoute que celle-ci peut guérir sans trop de difficulté après la trépanation, tandis que celle-là est toujours et absolument incurable, on aura par cette esquisse rapide les caractères différentiels des deux affections.

Eh bien! Messieurs, ces caractères, il y a longtemps qu'ils me sont connus, comme à vous tous, sans doute. M. Crépin peut porter témoignage qu'il y a bien des années déjà un cheval de sa clientèle, envoyé par lui à l'École, a été guéri, par la trépanation, d'un jetage rebelle dépendant d'une collection non morveuse des sinus. Dans la clientèle de mon père, j'ai guéri trois chevaux de la même manière. Il y a actuellement encore à Paris un cheval d'une grande vitesse, appartenant à M. le baron Séguier, qui a été guéri également par la trépanation depuis près de quatre ans. Ces faits-là, je pourrais les multiplier; mais ceux que je viens de rappeler suffisent pour démontrer que nous n'avons pas attendu la divulgation de M. Prangé pour distinguer de la morve les maladies dépendantes de la suppuration de la cavité des sinus.

Arrivé à ce point de la discussion, je puis m'arrêter. Une dernière question encore, toutefois. Depuis que ce débat est engagé, quelques mois se sont écoulés; des expériences ont été faites déjà du procédé italien et de celui que M. Martin a préconisé. J'ai rendu compte, pour ma part, de quelques-unes. Je puis ajouter aujourd'hui que de nouvelles expériences suivies à Alfort ne m'ont donné que des résultats nuls. Les chevaux de ces expériences, abattus après un délai de six semaines à deux mois, ont laissé constater à leur autopsie toutes les lésions de la morve, sans aucune modification.

MM. Signol et Riquet vous ont fait part, de leur côté, des résultats qu'ils avaient observés.

D'autres vétérinaires m'ont rendu compte de vive voix des essais qu'ils avaient faits. M. Percheron (d'Orléans), entre autres, m'a dit que le traitement de M. Martin, essayé par lui sur deux chevaux, était resté complétement inefficace. Vous avez entendu ce que vous a dit M. Garreau.

M. Prangé seul, jusqu'à présent, s'est tu: il a dû cependant faire des expériences de son côté; il a dû prendre la morve à son début, prendre pour sujets d'expérimentation des animaux non affectés d'épithéliôme, réunir enfin toutes les conditions du succès. Quels résultats a-t-il obtenus? Quels qu'ils soient, il se doit et il doit à ses confrères de les faire connaître. Jusqu'à présent, il ne nous a fait part que de ses convictions; il a épousé avec l'ardeur de son caractère la cause des Italiens. Mais où sont les preuves à l'aide desquelles il pourrait nous faire partager ses convictions si ardentes?

C'est la question par laquelle je termine.

M. PRANGÉ. — Messieurs, vous avez sans doute fait cette remarque, dans le cours de la discussion qui nous occupe, que j'ai toujours cherché, autant que possible, à ne pas sortir des limites dans lesquelles j'ai posé, dès le principe, la question de la morve. Mais des incidences inévitables qui ont surgi de la question elle-même, et qui toutes s'y rattachent, nous ont plus d'une fois entraîné, comme vous l'avez vu, loin du point de départ, sans pourtant nous faire perdre de vue son objet principal : la curabilité de la morve, d'une part; de l'autre, la distinction établie entre cette affection et l'inflammation spéciale des sinus frontaux et maxillaires.

Je viens donc aujourd'hui, puisque vous voulez bien m'écouter encore, continuer mon argumentation sur la morve et sur l'affection des sinus. J'en profiterai pour présenter quelques considérations d'un ordre tout différent et plus élevé que celui d'une énumération stérile, sur la distinction des caractères de la morve, leur valeur, et sur la physiologie et l'anatomie pathologique. Ces considérations nouvelles, originales, puisqu'elles ne se trouvent nulle part exposées, me paraissent d'une importance aussi grande en théorie qu'en pratique, si on considère l'obscurité qui est encore répandue, malgré les travaux les plus récents, autour des points sur lesquels je vais amener la discussion.

Mais, auparavant, permettez-moi, Messieurs, deux observations.

Je sais bien qu'il est d'usage, lorsque la question traitée est importante, de demander l'impression préalable d'une communication, d'un rapport, et sa distribution, afin que les membres qui veulent prendre part à la discussion puissent en avoir une connaissance plus parfaite et s'en bien pénétrer. Mais ce que j'ignorais, c'est qu'on demandât l'impression d'un discours pour y répondre. Je ne veux faire autre chose, croyez-le bien, que de signaler ce fait en dehors des habitudes ordinaires de notre Société, fait qui vient à l'appui des réflexions que j'ai présentées relativement au discours de mon collègue M. H. Bouley. Certes, ce n'est pas moi qui aurais fait une telle demande.

Maintenant, si je n'ai point pris la parole dans la séance du 16 mai dernier, ce n'est pas ma faute, car j'étais inscrit. Cette séance, qui ne pouvait être longue pour des raisons que chacun de vous connaît, n'a été remplie que par des *causeries*, pour ainsi dire, sur la question. Il est vrai que, ce jour-là, j'avais quelque chose de gêné dans l'articulation de la voix qui ne m'aurait pas permis de parler longtemps sans fatiguer l'auditoire. Je n'étais pas *enrhumé* pour cela, comme il est dit au procès-verbal, et l'intonation mise dans la prononciation de ce mot, intonation qui a sensiblement causé quelques sourires parmi quelques-uns de mes collègues un peu trop portés à *battre la mesure*, fera facilement comprendre à ceux qui liront nos travaux le motif de cette allusion beaucoup trop transparente. Et, pour ne plus revenir sur ces futilités sans portée auxquelles M. H. Bouley me paraît attacher de l'importance, il sait bien que, quel que soit l'état de ma voix, il m'en restera toujours assez pour lui répondre.

Ces observations faites, je retourne à l'objet principal de la discussion.

Je n'ai pas vu sans surprise l'honorable M. H. Bouley présenter sans presque aucune explication la nomenclature des altérations morbides dans la morve, altérations contre lesquelles toute médication, quelle qu'elle soit, restera toujours impuissante à réparer; et je ne sache pas avoir dit que le traitement par le bi-arsénite de strychnine pouvait guérir de telles lésions. Il n'a jamais été question que de chevaux récemment morveux et dans des conditions générales telles qu'il est difficile de constater sur eux des lésions, au début, qu'il est possible d'arrêter ou d'empêcher. Sur ce point, il ne saurait y avoir dissidence : tous les praticiens sont d'accord; mais comme je veux être bien compris, je vais examiner successivement la morve incurable chez les uns et guérissable chez les autres.

J'ai déjà dit que la morve pouvait se manifester dans le nez simplement par le jetage, et que l'écoulement morbide, le courant, pouvait durer même assez longtemps sans voir apparaître aucun autre symptôme; elle peut également débuter par des ulcérations et sans jetage presque, car quelquefois il n'en existe pas du tout; la narine ou les deux narines sont seulement mouillées de sérosité sans autre caractère distinctif qu'un aspect muqueux. Mais, quoi qu'il en soit de ces symptômes peu accusés, il peut arriver que l'état général ne soit trahi par aucune lésion caractéristique dans les cavités nasales; les altérations se produisent à l'intérieur et y restent quelque temps à l'état occulte; cet état ne peut durer bien longtemps.

La morve (et je ne parle de son expression qu'à l'état chronique) peut donc commencer dans les poumons, dans les interstices musculaires, sous la peau, dans les testicules, par l'engorgement ganglionnaire, par le jetage, les ulcérations ou les chancres. C'est donc tantôt par l'un ou l'autre de ces caractères pathologiques qu'elle débute, et, quelle que soit la première solution de continuité faite dans l'organisme, le phénomène est toujours identiquement le même. Que la morve soit commençante dans les poumons, le chancre arrive, dans les testicules également, par des abcès intermusculaires, ou sous la peau, toujours le chancre finit par apparaître, et souvent le chancre se montre peu après l'apparition du jetage. Il en est de même lorsqu'elle débute par le glandage; souvent on voit arriver le jetage et les chancres, et il importe peu que les ulcères soient situés sur la cloison nasale ou sous le repli de l'aile du nez : le lieu de l'éruption n'y fait absolument rien; ils n'ont pas une valeur diagnostique plus grande là qu'ailleurs. Quand il y a un épithéliôme des sinus, on peut bien voir survenir l'engorgement des ganglions sous-glossiens, mais jamais le chancre caractéristique. Du reste, l'état des ganglions est tout différent de celui qu'annonce ce symptôme de la morve débutant à l'état chronique. Lorsque la morve fait irruption dans les organes, qu'elle les envahit, on comprend bien que l'état morbide général amène consécutivement soit un épithéliôme des sinus, soit une ophthalmie, l'infiltration des extrémités, des épanchements dans les cavités splanchniques ou dans les articulations. Les oscillations fébriles produisent des troubles sensibles dans les sources de la chaleur animale; le froid des oreilles, des extrémités, des frissons ainsi que le hérissement des poils les accusent manifestement. Dans le cas d'épithéliôme simple, aucun trouble général n'est apparent; le chancre caractéristique ne se montre pas; il n'y a que le jetage, mais ce symptôme est trompeur. Quant à l'engorgement ganglionnaire, lorsqu'il existe, il n'a, ainsi que nous le verrons bientôt, rien de commun avec celui qu'on observe dans la morve. Tout à l'heure j'examinerai la valeur réelle de chacun des symptômes caractéristiques de la morve et celle des autres altérations qu'on rencontre dans les organes. Il arrive donc assez souvent, dans le cas d'épithéliôme, que, fatigué d'attendre la disparition d'un jetage qu'on ne parvient pas à tarir, on finit, en désespoir de cause, par déclarer que l'animal est morveux et le faire abattre. Et quand vous avancez qu'il y a un épithéliôme morveux et un épithéliôme non morveux, vous me permettrez bien de douter de la sincérité de cette affirmation. Cette distinction nominale, de votre part, n'est rien moins, pour moi, que fictive.

Quoi qu'il en soit, lorsqu'on examine un animal sous le coup de la morve, — je prends pour ma démonstration un cheval de troupe, — on constate, à l'intérieur, qu'un mal sourd, occulte, profond, mine l'organisme. De temps en temps, l'animal tousse, perd l'appétit; il est constipé. Les muqueuses de la bouche et les conjonctives sont pâles; dans l'angle nasal de l'œil, il se forme des concrétions fibrineuses.

A l'extérieur, il se passe d'autres phénomènes : le volume du corps diminue d'une manière générale, la graisse disparaît; l'animal fond, pour ainsi dire; l'encolure s'amincit, devient maigre; la tête se décharne; les côtes apparaissent en faisant saillie, et sur les fesses la *raie de misère* se creuse de plus en plus. Tout le corps de l'animal devient roide; les sécrétions sont troublées ou suspendues; l'expulsion des matières fécales elles-mêmes, souvent desséchées, s'exécute avec peine, difficulté; l'animal les rend avec douleur.

Bientôt apparaissent le jetage et le glandage, simultanément ou successivement; puis les chancres, qui sont les symptômes appréciables, caractéristiques, de la morve.

Tel est le cadre plus ou moins modifié dans lequel se trouve placé un cas de morve incurable.

Dans de telles conditions, soumettrez-vous un animal semblable au traitement strychnique arsenical? Gardez-vous-en bien! vous échouerez toujours, soyez-en sûrs. Ici le remède ne guérit pas, et aucun ne peut guérir. Ce qu'il y a de mieux à faire, c'est de sacrifier l'animal le plus tôt possible. J'ai fait voir ici avec intention l'apparition récente des symptômes caractéristiques de la morve; mais préalablement il s'est établi dans l'organisme des altérations si profondes, si foncièrement graves, plus graves même que les lésions locales, caractéristiques, qui, elles, sont guérissables, que l'animal est perdu sans rémission; et ce n'est pas seulement pour la morve qu'il en est ainsi, mais bien pour toutes les maladies en général. Pour guérir, il faut prendre le mal au début, et plus particulièrement pour les affections graves dans lesquelles la crase du sang est modifiée. Ainsi donc, quand on veut soumettre un animal morveux à l'action du mélange arsenico-strychnique, il est bon, pour éviter ce que je reproche à mon contradicteur M. H. Bouley, de prendre en très-grande considération les conditions antérieures dans lesquelles les animaux se sont trouvés placés, et leur état général au moment même de l'apparition des premiers symptômes de la morve, quels qu'ils soient, et en tenir bon compte, malgré la valeur diagnostique relative de chacun d'eux.

Maintenant, voyons dans un autre cadre, et comme pendant, un sujet moins triste : par exemple, un cheval entier, jeune, vif, plein de vie et d'énergie, comme on en voit souvent. Il jette, les ganglions sont engorgés d'un seul côté, à gauche, si vous voulez; mais il est en très-bon état, il paraît bien portant; son poil est lisse, uni et brillant; il offre, en un mot, toutes les apparences de la plus belle santé. Ouvrons ici une parenthèse pour vous dire que vous ne saurez peut-être jamais, ni moi non plus, la cause ou les causes qui ont fait développer la morve chez un animal qui s'est toujours trouvé placé au milieu des meilleures conditions hygiéniques. Eh bien! encore quelques jours, quelques heures peut-être, et les chancres caractéristiques vont apparaître. Irez-vous faire abattre sur-le-champ ce cheval, ayant entre les mains un traitement qui peut le sauver, le guérir, si vous l'employez, et bien surtout? Mais vous manqueriez à votre mission!

il y a chez ce cheval, pour le guérir, tout ce qui manquait chez le premier. Chez le premier, tous les ressorts sont brisés; chez le second, la nature, la vitalité, est encore dans sa toute-puissance, et ne demande, pour réagir contre le mal qui va le tuer, qu'un faible effort. Voilà les chevaux morveux que nous prendrons, que nous choisirons, pour les guérir; vous vous réserverez, vous, les autres, pour démontrer que la morve est inguérissable... partout ailleurs que dans le nez, ajouterai-je : car, sans ceux-là, vous n'auriez rien à dire. Et que M. H. Bouley soit donc bien convaincu qu'il ne nous apprend rien, absolument rien, au sujet de tels animaux. Bientôt j'aurai l'honneur de vous dire pourquoi on ne guérit pas les lésions secondaires dans la morve chronique.

En attendant, je passe à l'examen des sécrétions, point important dans la question.

Si on étudie avec soin les sécrétions, on découvre bientôt et sans beaucoup de peine, au fur et à mesure que le mal gagne et empire, que les sécrétions physiologiques diminuent et que ce sont les sécrétions morbides qui l'emportent. C'est là un fait intéressant à noter, car nous avons vu par la purgation continue qu'on hâte l'apparition des symptômes en voulant rappeler par une perturbation les sécrétions physiologiques, et qu'alors, les unes prédominant sur les autres, on précipite ainsi l'explosion des symptômes positifs de la morve. Les préparations tétaniques arsenicales, quelles qu'elles soient, auraient donc la propriété, en agissant d'une manière générale, de rappeler les sécrétions physiologiques et de faire peu à peu cesser les sécrétions pathologiques; et, en effet, sous leur influence, on voit les animaux reprendre de l'embonpoint, devenir plus gais, être plus dispos, manger mieux; et, chose digne d'être remarquée, c'est pendant que l'organisme réagit, par le jeu combiné de ses fonctions sécrétoires et la régularité de leur ensemble, que les sécrétions morbides, le jetage et la sanie des ulcères, cessent de couler, se tarissent, en favorisant ainsi la cicatrisation des solutions de continuité.

On comprend dès lors que, les sécrétions dans le nez venant à cesser, les altérations du poumon ou celles des autres organes soient moins facilement atteintes, ou plus lentement, par le remède. Ici, ce sont des sécrétions qui, en cessant, permettent aux chancres, aux ulcérations, de se cicatriser par le retour aux sécrétions normales; là, ne se trouvent que des produits amorphes déposés au sein des organes. Aussi est-ce toujours par les lésions locales de la morve, dans le nez, que la cicatrisation ou la guérison commence; tandis que, dans les viscères, les altérations, les lésions, les produits déposés, ne jouent plus qu'un rôle secondaire : celui de corps étrangers, de matière inerte, mais d'une nature spéciale, n'ayant rien de commun avec le *tubercule* proprement dit. Il pourrait donc arriver (et il n'y aurait là rien de bien étonnant) que la disparition des symptômes positifs ou caractéristiques de la morve une fois obtenue, et le traitement tétanique arsenical arrêté, ils reparussent, mais bien moins par le fait des altérations, des dépôts organiques, élémentaires ou fibrino-albumineux dans les poumons, que par le retour des sécrétions morbides reprenant le dessus. Voilà pourquoi nous avons dit qu'il était nécessaire que le remède fû encore continué quelque temps après la cessation des symptômes locaux; et, quoi qu'on en dise, quand les symptômes auront à tout jamais disparu, on retrouvera dans les organes, et toujours, soit des cicatrices fibreuses, ou même ces altérations qui constituent des corps étrangers, lesquels ne sont plus compatibles avec l'entretien physiologique des fonctions, surtout lorsque le dépôt dans un organe aussi important que le poumon aura été très-abondant sur différents points, ou disséminé dans toute la trame organique.

Souvent il arrive qu'un cheval présente tout à coup un engorgement des ganglions lymphatiques sous-maxillaires; mais, quelle qu'en soit la cause, si l'engorgement, qui s'était tout d'abord montré volumineux, commence à diminuer quelques jours après, les caractères de la glande annoncent simplement un état morbide peu grave; au contraire, s'il persiste en acquérant de plus en plus de la dureté, de la rigidité, et s'il contracte des adhérences, le cas est tout à fait différent. Dans le premier, le tissu des ganglions seul est tuméfié; la lymphe dans les vaisseaux est restée saine, normale. Dans le second, la tuméfaction persistante du tissu ganglionnaire résulte de la lymphe altérée dans les vaisseaux qui se rendent aux ganglions, ou du pus dans leur intérieur. Mais que ce soit de la lymphe altérée ou du pus en nature, l'engorgement est toujours entretenu par l'un ou l'autre de ces états morbides. Ainsi donc, que la lymphe soit altérée et mélangée avec du pus, ou qu'il y ait du pus seulement, ces produits pathologiques ne font plus dans les vaisseaux ou les centres ganglionnaires que l'office de corps étrangers. De cette manière s'explique l'extrême lenteur avec laquelle ces organes, une fois engorgés, diminuent, et combien la résorption y est difficile et lente. Au surplus, toutes les fois qu'un vaisseau lymphatique est rempli d'un liquide altéré ou purulent, ou il reste engorgé et forme un cordon farcineux, ou de distance en distance, sur le cordon lui-même, se forment de petites tumeurs qui finissent par s'ouvrir en s'abcédant : c'est quand il y a un travail de suppuration éliminatoire. Les anciens connaissaient bien, dans le farcin, cette disposition des tumeurs; par leur volume, ils les comparaient à des glands ou à des noix en chapelet. Cette comparaison est exacte. Quand la lymphe s'épaissit, se concrète dans les vaisseaux, ils restent engorgés, ou ils diminuent au fur et à mesure que la concrétion se rapproche davantage; et lorsqu'à la suite d'un coup, d'une contusion, d'une meurtrissure ou d'une pression longtemps exercée, on voit les lymphatiques se dessiner en relief sous forme de cordons, en se dirigeant du point offensé vers les centres ganglionnaires, ordinairement, dans ce cas, ces cordons s'effacent à mesure que le mal disparaît, et cela a lieu tant que le liquide qu'il renferme ne change pas de qualité; mais quand ils partent d'une surface ulcéreuse, d'une plaie de mauvais aspect, de mauvaise nature, ils restent engorgés, par la raison que l'inflammation à laquelle ils ont participé y a fait naître des éléments morbides. Je tenais beaucoup à faire ressortir cette différence, à établir cette distinction, qui, théoriquement et pratiquement, me paraît assez mal appréciée et encore plus mal interprétée; j'y tenais d'autant plus que, si je me reporte à la discussion sur la loi du 20 mai 1838 sur les vices rédhibitoires, et à propos du farcin, M. H. Bouley ne crut pas utile ni nécessaire de faire cette distinction que je proposais et qu'il me parut alors ne pas parfaitement comprendre. L'explication des faits que je viens de donner fera voir que, si on veut réellement être clair et quelquefois juste, il ne faut pas confondre des choses qui, en apparence semblables, sont cependant tout à fait différentes. Quoi qu'il en soit, lorsqu'il y a farcin, c'est-à-dire de la lymphe altérée ou de la suppuration dans les vaisseaux lymphatiques, après la guérison, le vaisseau est pour toujours oblitéré; le retour au farcin n'y est plus possible, et, lorsqu'il n'y a qu'une irritation ou une inflammation avec gonflement du lymphatique, le vaisseau, après la guérison, a conservé ses propriétés fonctionnelles.

C'est encore ainsi que s'explique la disparition de l'engorgement ganglionnaire que l'on observe sous l'influence d'une bonne hygiène, ou par l'application de quelques médicaments fondants, résolutifs, et sa réapparition se faisant alternativement.

Je ne quitterai pas ce point important sans dire qu'à ce sujet il y a une distinction essentielle à faire entre les trois symptômes caractéristiques de la morve, à savoir : que l'engorgement ganglionnaire, malgré sa dureté, sa rénitence, son adhérence même à la table de l'os maxillaire, la présence de la lymphe altérée ou de la suppuration dans les vaisseaux, n'a comme signe diagnostique, confirmatif de la morve, qu'une valeur relative comparativement au jetage et aux chancres qui renferment le principe morveux, virulent, et qui ont, eux, une valeur caractéristique tout à fait absolue.

En effet, lorsque l'engorgement des ganglions s'est produit, il acquiert ordinairement un volume qui peut, pendant quelque temps, rester stationnaire; mais, ne pouvant toujours rester en cet état, il arrive qu'il diminue ou qu'il augmente. S'il diminue, c'est que, dans les vaisseaux, la lymphe n'est nullement altérée ou viciée; s'il augmente, c'est qu'il se forme de la suppuration en dehors des ganglions, l'irritation déterminée par l'engorgement amenant l'inflammation du tissu cellulaire. Dans beaucoup d'affections du cheval, c'est par des crises de cette nature que différents états morbides se jugent. Dans la morve, l'engorgement des ganglions est donc réellement moins caractéristique que le jetage et les chancres, puisqu'il ne peut avoir avec eux, je le répète, qu'une valeur relative, pouvant être confondu avec des engorgements ganglionnaires de tout autre nature, ce qui ne peut arriver avec les deux symptômes les plus positifs, je dirai même les seuls positifs.

On a beaucoup trop accordé, à mon avis, d'importance aux lésions organiques que l'on rencontre dans le poumon, les muscles, sous la peau ou dans les articulations : car ces lésions, bien qu'apparaissant souvent les premières, ne sont que secondaires relativement aux lésions caractéristiques essentielles ou positives de la morve. Il est en effet d'observation que bien souvent, avant les lésions caractéristiques, peuvent se manifester les lésions secondaires; mais, quoi qu'il en soit du début de la morve, si elle s'exprime par des symptômes généraux seulement, c'est qu'alors il se produit, *guttatim*, dans le poumon, des lésions organiques élémentaires ou pathologiques : élémentaires, si ce sont des dépôts fibrino-albumineux; pathologiques, si ce sont des abcès ou des inflammations partielles du tissu pulmonaire; mais, dans ce cas, la morve est toujours beaucoup plus grave que lorsqu'elle apparaît tout à coup par des lésions essentielles ou caractéristiques. L'importance que ces lésions présentent en pratique, c'est qu'elles doivent être regardées comme incurables, et elles le sont effectivement. C'est souvent ainsi que, dans les régiments de cavalerie, la morve chronique débute par les lésions secondaires; d'autres fois, mais moins fréquemment, elle apparaît tout à coup avec l'un ou l'autre des trois symptômes caractéristiques, souvent avec les trois réunis, simultanément.

D'où il résulte que, dans le poumon aussi bien que dans les autres organes, les *dépôts élémentaires* que vous appelez improprement *tubercules*, de même que les autres lésions que vous qualifiez de *lésions anatomiques*, jouent le même rôle absolument, dans les différents organes où elles se manifestent, que la lymphe altérée ou le pus dans les lymphatiques qui se rendent aux ganglions sous-glossiens, c'est-à-dire celui de corps étrangers formés de matière amorphe inorganisable. La morve n'est plus alors, comme l'a écrit M. H. Bouley, une maladie organique; l'affection n'a pas changé : elle est toujours la même, et les animaux succombent d'autant plus promptement que les produits morbides versés au sein des organes sont plus variés et plus abondants.

Quant à dire, comme M. H. Bouley le fait si souvent, que les chancres, les ulcérations, l'engorgement des ganglions, les dépôts que j'appelle *orga-*

niques, élémentaires, et lui *tubercules,* dans le poumon; les abcès, la pneumonie lobulaire, les collections purulentes dans les muscles, les altérations sous la peau, dans les articulations ou ailleurs, ainsi que l'affection spéciale des sinus, sont des *lésions anatomiques*, des *symptômes*, des *formes anatomiques;* qu'en un mot, tout cela est *anatomiquement* la morve, ce n'est pas parfaitement clair ni parfaitement exact. C'est vraiment faire un abus trop fréquent du mot *anatomique,* qui sort du bec de la plume de M. H. Bouley comme par un jet continu.

On comprend qu'un coup de sabre qui entame à vif les tissus sains produise une *lésion anatomique;* une indigestion, la déchirure de l'estomac ou de l'intestin, une *lésion organique;* enfin, les dépôts fibrino-albumineux ou purulents une *lésion pathologique.* Cette distinction repose, comme on le voit, sur la nature et le genre de la lésion; mais abuser à tout propos d'un mot, ainsi que le fait M. H. Bouley, assurément c'est en abaisser la valeur.

Que mon honorable contradicteur, dans cette discussion sur la morve, me pardonne cette innocente critique; elle est toute conciliante, *castigat ridendo...*

Mais revenons encore sur l'épithéliôme.

Au commencement de la discussion, M. H. Bouley n'a pas voulu, et il vous l'a dit, traiter de la nature de la morve, pensant que cette question pouvait être laissée de côté. C'est vraiment fâcheux, car c'est une bien belle occasion qu'il laisse passer. Il s'est borné purement et simplement à l'énumération des lésions de la morve, et, il faut bien le dire, sans aucunement les distinguer. Et, en effet, lorsque la morve s'exprime seulement par le jetage ou le glandage, il ne dit pas comment il reconnaît que ces symptômes dénoncent la morve. Ainsi, quand il y a un épithéliôme, il est généralement admis, si le jetage existe depuis quelque temps, faute de pouvoir le distinguer de celui de la morve, que c'est la morve, et l'animal *déclaré* morveux est abattu. C'est sommaire... Il n'y a rien à dire : la science a prononcé! Comme je plaide contre de tels jugements, je poursuis. Si vous admettez que l'épithéliôme est une lésion locale de la morve, et qu'il existe, comme dans votre statistique, quatre-vingt-quinze fois sur cent, il doit arriver que cette lésion, de même que celles du nez, des poumons, des muscles, soit la lésion commençante de la morve, la première qui annonce l'explosion du mal : car, si vous repoussiez cette conséquence et n'admettiez cette lésion des sinus qu'avec la présence des lésions positives sur la pituitaire, vous vous rangeriez de mon côté quand je dis et qu'il est aujourd'hui prouvé que l'épithéliôme est toujours consécutivement déterminé par la morve. Est-ce à dire, lorsqu'il y a un épithéliôme chronique existant seul, que la morve ne doive pas arriver? Assurément la morve peut attaquer un animal qui n'a qu'un épithéliôme, puisque cette affection n'a rien de commun avec la morve. Ce que je veux dire ici et faire bien comprendre, c'est que ce n'est pas l'épithéliôme, lui, qui fait apparaître la morve avec ses caractères; et quand vous venez affirmer, lorsque l'épithéliôme existe seul, que ce n'est pas la morve, soit; mais alors, comment le distinguez-vous de celui que vous dites morveux? Les caractères physiques, tangibles, sont absolument les mêmes; le tissu morbide est le même; il y a une parfaite ressemblance entre l'un et l'autre. Je le répète encore, exposez-nous comment vous les distinguez. Leur identité n'autorise pas à admettre sans preuve cette distinction. En pratique, ce serait très-important; mais vous ne le pouvez pas, il vous est impossible de le faire, parce qu'on ne peut pas établir de différences entre des choses si identiquement semblables. Quant aux lésions des sinus, vous auriez pu peut-être (et c'est à M. H. Bouley que je m'adresse, puisque c'est avec lui que je discute), vous auriez pu, ce me semble, me faire à ce sujet quelques objections, les appuyer, peut-être aussi les soutenir; me dire, par exemple, que la muqueuse des sinus n'est pas *anatomiquement* la même que celle des cavités nasales; que presque immédiatement elle recouvre une paroi osseuse, qu'elle la tapisse; que sa structure, sa contexture, n'est pas non plus identique; que ses sécrétions, ses fonctions, sont aussi bien différentes; enfin, tout ce qu'il est raisonnablement possible d'objecter, car, quand on discute, il faut des arguments, et, je regrette de le dire si souvent, M. H. Bouley n'en apporte aucun; il se borne à des suppositions qui ne sont pas toujours justes, à des supputations vicieuses, croyant donner plus de valeur à ses assertions, et même (c'est probablement par profession) à des questions auxquelles je ne suis pas tenu de répondre. Mais j'admets qu'il m'ait présenté cette objection, en la développant, bien entendu, sur la lésion morbide des sinus, je me serais précisément appuyé, moi, sur ces différences anatomiques et physiologiques elles-mêmes, pour soutenir que l'épithéliôme des sinus est une affection essentiellement distincte de l'affection morveuse.

M. H. Bouley revient assez souvent sur cette question, et je suis loin de comprendre pourquoi, à savoir si, ne transmettant pas la morve avec la matière prise dans les sinus, j'en conclus que la maladie des sinus n'est pas de nature morveuse. Il me semble, dans tous mes discours, avoir répondu catégoriquement et péremptoirement. Nous verrons bientôt pourquoi on ne peut pas faire développer la morve avec la matière d'un épithéliôme; mais, en attendant, nous affirmons que, les inoculations réitérées ne donnant aucun résultat, vous avez presque déjà la certitude que l'épithéliôme est une affection spéciale, indépendante de la morve. Nous verrons aussi bientôt que vous avez entre les mains un moyen bien simple pour vous en assurer, sans avoir même recours à l'inoculation directe de la matière de l'épithéliôme.

Mais M. H. Bouley, au lieu de me poser des questions, et moi de les résoudre, ne ferait-il pas beaucoup mieux de les développer avec des arguments? Je me le demande. C'est, du reste, assez l'habitude de mon collègue, et on le comprend, de faire des questions. Ici, on n'a pas le droit d'interroger personne. Pour M. H. Bouley, l'épithéliôme, *cette lésion des sinus* (c'est lui qui parle), *est un des caractères propres de la morve;* qu'*il lui appartient tout autant que le chancre de la pituitaire.* Mais sur quoi M. H. Bouley a-t-il établi cette proposition? Sur une tradition, une habitude. C'est bien déjà quelque chose, il est vrai; mais cela ne suffit pas. Les questions de fait ne se tranchent pas avec des subtilités empruntées au système des probabilités. Qu'il fasse donc partager son opinion sur l'affection des sinus, nous n'avons rien à y voir. Nous disons donc, nous, que l'affection des sinus, l'épithéliôme, est un signe *négatif* de la morve. Sans aucun doute, M. H. Bouley appuie son opinion sur sa statistique des chevaux morveux établie à la clinique d'Alfort; mais nous savons grandement déjà à quoi nous en tenir sur sa valeur réelle. Il est notoire qu'on ne fait pas disparaître l'épithéliôme, ni par un traitement interne quelconque, ni par la purgation continue, ni par les préparations spéciales strychno-arsenicales; mais, par un traitement interne, on fait disparaître les lésions caractéristiques de la morve mieux que par un traitement local. C'est vrai, me direz-vous; mais alors, si l'épithéliôme est *un des caractères propres de la morve,* pourquoi ne le fait-on pas disparaître? Me direz-vous qu'il résiste au traitement comme les lésions pulmonaires, par exemple, qui disparaissent quelquefois complétement, quoique avec lenteur, en laissant à leur lieu et place des cicatrices étoilées fibreuses? Mais, dans les sinus, les altérations ne disparaissent pas du tout. Il y a donc une différence tout opposée déjà quant au traitement. Maintenant, si l'affection résiste, si elle est réfractaire à toute médication interne, c'est uniquement parce que la lésion n'est pas de la même nature; et s'il est vrai, comme je le crois fermement (et je ne suis pas le seul), que le caractère le plus positif de la morve, le chancre nasal, a pour origine, pour base, un noyau amorphe, un dépôt élémentaire si l'on veut, ou une production morbide particulière qu'on nomme improprement encore *tubercule* dans le nez, chancre tendant à la désorganisation, à la destruction, il faut bien reconnaître que, dans les lésions des sinus, il n'y a rien absolument, et *en tout,* de semblable.

Dans les sinus, il se forme une véritable organisation morbide. Ce n'est point par un blastème amorphe, comme dans les poumons, que les produits histologiques commencent, mais bien par un tissu qui donne naissance à des épithéliums à plusieurs couches. Y a-t-il, je le demande, la moindre analogie ou un soupçon de ressemblance entre cette production morbide dans les sinus avec les lésions nasales caractéristiques de la morve et les lésions secondaires dans les viscères? Assurément non, car on remarque, en même temps que l'organisation celluleuse marche, se développe, qu'il se produit un liquide blanchâtre, grumeleux quelquefois, qui, pendant la marche, l'exercice, devient spumeux en sortant des cavités nasales; et comme les éléments amorphes se forment et s'accroissent de plus en plus par l'addition et la multiplication des épithéliums à plusieurs couches, ils finissent bientôt par remplir toute la cavité osseuse en poussant la paroi du côté où il y a le moins de résistance; et c'est alors que le front présente une surface bombée, au lieu de plane qu'elle était. Dans la morve chronique, on le voit, formation partout, dans toute la substance, de produits, de dépôts, d'altérations variées et variables, morbidement développées. Dans l'épithéliôme chronique, au contraire, développement d'un tissu morbide élémentaire formé de cellules qui se reproduisent par couches.

Dans la morve chronique, assurément, le *jetage* ne prend pas sa source au milieu d'altérations si dissemblables par leur aspect et leur nature; mais, comme pour le *chancre*, il doit se produire dans l'appareil sécrétoire muqueux par des altérations qui sont bien loin d'être aussi connues que celles sur lesquelles le chancre se développe, bien que les connaissances soient encore ici très-incomplètes.

On pourrait m'objecter que cette base du chancre, aussi bien que ces altérations occultes et inappréciées dans les organes sécréteurs, n'est ellemême qu'une des lésions que j'appelle secondaires. Je l'admets pour un instant; oui, mais les sécrétions que ces lésions fournissent sont virulentes. Pourquoi? Je n'en sais absolument rien; tout ce que je sais, c'est que, par la présence du virus dans les sécrétions nasales, ces lésions revêtent le caractère le plus positif de la morve. Le virus morveux ne peut donc pas être préparé dans une lésion si différente, comme est celle des sinus. Dans la morve, formation d'un principe virulent; dans les sinus, formation et développement d'un tissu celluleux. Là, travail destructeur, désorganisateur; ici, travail organique, élémentaire.

Ce serait le moment de placer ici quelques considérations sur cette lésion, renfermée dans une cavité osseuse presque close et à l'abri du contact direct de l'air atmosphérique. Ces considérations seraient intéressantes, sans doute; mais les réflexions auxquelles il faudrait me livrer m'entraîneraient, ainsi que je l'ai prévu, trop loin de la question principale.

Cette inflammation, ou plutôt cet état morbide si particulier des sinus, est propre à la muqueuse de ces cavités, tandis que les dépôts élémentaires dans les poumons déterminent, par leur présence, des irritations qui se manifestent par des taches sanguines isolées, ou par un cercle rouge qu'on observe sur leur coupe, ou bien des inflammations partielles du tissu ayant souvent un centre purulent, ou encore des abcès plus ou moins étendus dans le poumon, ainsi que dans les autres viscères. Mais, quoi qu'il en soit, le tissu qui en est le siége s'enflamme toujours consécutivement, que ce soit par des dépôts formés dans la trame organique, ou du pus charrié par les capillaires pulmonaires et ayant déchiré ces vaisseaux. Le tissu lui-même ne s'enflamme pas primitivement dans la morve, comme le fait souvent la muqueuse des sinus. Il n'y a donc rien de bien extraordinaire de trouver dans les tissus, et un peu partout, toutes ces lésions si variées; et c'est précisément pour cela que je suis d'avis qu'on donne beaucoup trop d'importance, théoriquement, aux caractères de ces lésions, qui ne sont, je le répète, que secondaires dans la morve chronique.

Mais, pour M. H. Bouley, l'affection des sinus est bien différente; pour lui, *l'épithéliôme est une des formes anatomiques de la morve :* c'est la maladie des sinus connue parmi nous, dit-il, sous le nom de *collection purulente des sinus,* avec formation d'un *tapetum* plus ou moins épais. Assurément, quand il y a *collection purulente,* il y a un *tapetum,* l'une étant la conséquence de l'autre; mais pourquoi ne dites-vous pas tout simplement l'*abcès des sinus?* On comprendrait mieux la collection purulente, ainsi que le tapetum : ce serait plus court et aussi clair.

Il n'y a pas que la morve, quelle que soit la forme qu'elle revêt, qui fait consécutivement développer l'affection des sinus. L'ozène, la carie des feuillets osseux formant les volutes ethmoïdales, la font aussi apparaître par leur voisinage près de l'orifice de communication; mais la carie d'une dent, jamais. Si l'affection des sinus, celle que vous dites être de nature morveuse, était réellement telle, assurément, lorsqu'elle existe seule, le mal se répandrait, car la morve est un mal qui marche en avant, qui envahit en inondant l'organisme de produits morbides. Mais non : l'affection reste stationnaire, cantonnée dans les sinus.

La distinction établie par MM. Ercolani et Bassi entre l'épithéliôme et la morve est donc justement et rationnellement fondée, puisque le diagnostic différentiel, la médication nouvelle et l'anatomie pathologique viennent confirmer que cette affection des sinus, par sa nature, par ses produits histologiques différents des altérations pathologiques de la morve, n'a réellement rien de commun avec cette redoutable affection.

Ne voulant pas pousser plus loin les considérations sur l'anatomie pathologique que je viens sommairement de présenter, je passe à un autre point de la question, sur laquelle il me reste encore quelque chose à dire. Je veux parler de la morve aiguë.

A cinq heures, M. Prangé demande à remettre à la prochaine séance la suite et la fin de sa communication.

M. H. BOULEY fait observer que dans le discours écrit de M. Prangé il y a un grand nombre de questions qui lui sont faites et dont M. Prangé aurait pu se dispenser, puisque ce sont ces questions qui font justement l'objet du discours que lui, M. Bouley, a prononcé avant que M. Prangé prît la parole.

M. RENAULT pense que la Société pourrait mettre fin à la discussion actuelle en instituant une commission qui s'associerait à M. Prangé, suivrait ses expériences sur le traitement de la morve et en présenterait les résultats à la Société. Des faits, en pareille matière, dit M. Renault, vaudraient mieux que toutes les dissertations.

M. PRANGÉ refuse d'acquiescer à cette proposition. Il dit que les expériences qu'il a entreprises, il ne les a pas faites seul, et qu'il n'est pas libre d'en disposer.

M. H. BOULEY demande que M. Prangé exprime seulement les résultats qu'il a obtenus. A-t-il, oui ou non, obtenu des résultats favorables avec le traitement nouveau. MM. Riquet et Signol ont fait connaître à la Société les résultats de leurs expériences sur ce sujet; lui, M. Bouley, a rendu compte de celles qu'il a entreprises. M. Prangé, qui est le promoteur de cette discussion, qui affirme l'excellence de la méthode italienne, ne peut pas ne pas avoir expérimenté pour son compte; il doit à la Société la communication de ses essais.

M. PRANGÉ répond qu'il se réserve de parler quand il le jugera convenable.

Séance du 8 août 1861.

M. PRANGÉ. — M. H. Bouley m'a fait dire que jamais, dans la morve aiguë, on ne voyait l'inflammation des sinus. Il ne m'a pas compris, ou je me suis mal expliqué. Non, dans la morve qui apparaît tout à coup, d'une manière foudroyante, pour ainsi dire; non, jamais, dans les cas de morve aiguë guérie spontanément, il n'y a épithéliôme de la muqueuse : car, si cette lésion existait quand la morve serait spontanément guérie, l'affection des sinus, elle, persisterait, et on aurait la preuve de sa persistance par un écoulement nasal, tantôt plus tantôt moins abondant, avec son caractère particulier, et par cela même intarissable, si on n'emploie pas la trépanation pour l'arrêter. Puisque les lésions positives de la morve aiguë, celles qui la caractérisent, disparaissent quelquefois spontanément, pourquoi l'affection des sinus, si elle en était un des caractères, sans doute aussi à l'état aigu, persisterait-elle? Mais voyez, dans le cas de morve aiguë, l'état de l'engorgement sous-glossien : il n'est ni dur, ni adhérent; il est mou; les ganglions, tuméfiés, plus ou moins douloureux, sont encore, au début, mobiles, roulants dans le tissu cellulaire qui les enveloppe, et dans lequel ils sont comme empâtés. Ce que j'ai voulu dire, c'est que, dans la morve aiguë, la marche du mal est quelquefois tellement rapide, que l'épithéliôme n'a pas le temps de se former comme dans la morve chronique; mais il est assez commun de le voir apparaître dans les cas où l'état aigu cesse et alterne avec l'état chronique. Dans cette circonstance, l'épithéliôme est en effet relativement plus fréquent.

Il serait inutile d'insister davantage d'après cette explication. Au surplus, la statistique de M. H. Bouley me viendrait encore en aide, si j'avais besoin de l'invoquer.

Poursuivons notre démonstration.

Lorsqu'on soumet un animal affecté de morve chronique à une purgation continue, on fait bientôt passer la morve de cet état à l'état aigu. Il en est de même lorsqu'on donne l'arsenic à doses toxiques. A un cheval de troupe affecté de morve chronique, j'ai donné d'abord 1 gramme d'arsenic, en augmentant de 1 gramme chaque jour, jusqu'à déterminer la mort, qui arriva en effet le douzième jour. Cet animal succomba à la morve aiguë. A l'autopsie, je trouvai les lésions propres à cet état : les sinus étaient pleins; il y avait très-peu de matière liquide. S'étaient-ils remplis dans les conditions propres à l'état chronique, ou celles de l'état aigu? Il ne saurait y avoir le moindre doute que c'est pendant l'état chronique. Au surplus, ne sait-on pas que les chevaux affectés de morve chronique finissent tous, et toujours, par succomber à l'état aigu? Et encore, que prouverait ici votre statistique de chevaux affectés de morve aiguë avec épithéliôme, puisque, dans l'immense majorité des cas, la morve débute lentement à l'état chronique? J'avais donc raison de repousser de tels chiffres, plutôt faits pour induire en erreur que pour éclairer, surtout lorsqu'on les interprète comme l'a fait M. H. Bouley.

D'après ce que je viens de dire sur la morve à l'état aigu et à l'état chronique, je ne saurais admettre, avec Toggia père, que le virus morveux, dans la première et la dernière période de la maladie, est sans danger, et que plus la maladie approche de la fin, plus s'affaiblit le principe de la contagion, c'est-à-dire l'élément virulent. Je me range à l'opinion de Wiborg, mais non d'une manière absolue, dans cette première proposition, quand il dit que non-seulement il s'est assuré par des expériences que le principe contagieux, « le virus, » existe non-seulement dans le *mucus* nasal, mais qu'on le retrouve encore dans les larmes, dans la salive, dans la sueur ainsi que dans le sang des animaux morveux, et que plus la maladie est avancée, plus on reconnaît dans ces matières l'intensité de l'élément contagieux, ce qui, en ce point, est exactement vrai, puisque les chevaux qu'on laisse naturellement mourir de la morve succombent à la morve aiguë. Cinquante ans environ avant Wiborg, Sauvages distinguait le mucus de la matière purulente; pour lui, la morve était un coryza virulent avec écoulement de matières purulentes qui a lieu par les narines et qui s'accompagne d'*ozène*. Pour Brachen, la morve était tout simplement la suite d'un catarrhe qui affecte principalement la glande de la gorge, sans s'expliquer autrement sur les matières rejetées. Je préfère le dire d'Aristote, qui parle de la morve comme d'une matière visqueuse, blanchâtre, de mauvaise odeur, coulant des cavités nasales, et accompagnée de larmes aux yeux. Quant à Toggia, qui partagea l'opinion des deux Lafosse relativement au siége de la morve, c'était une affection locale de la membrane pituitaire, des cavités nasales et des sinus qui en dépendent. Les vétérinaires de tous les temps et de tous les lieux, ainsi que ceux qui se sont occupés des maladies des animaux, ont donc bien connu les symptômes de la morve, et particulièrement ceux qui servent à la caractériser et à la distinguer. Il y a plus : Ruini non-seulement les connaissait bien, mais aussi les ulcères qui viennent à la verge des étalons, lorsqu'ils montent les juments, par le *contact* et par la grande chaleur de la *nature* des cavales (*Dei tarli della verga*, liv. V, chap. VI). M. le professeur Jessen, de Dorpat (Russie), qui a bien étudié la *maladie du coït*, a rencontré ces ulcères sur le pénis des étalons; il les a aussi décrits sur les organes de la jument, chez laquelle ces ulcères laissent sur la vulve, dans le vagin et même dans l'utérus des cicatrices étoilées, là où ces lésions se sont produites d'une manière confluente. Il n'y a donc pas, comme je l'ai dit, seulement dans la morve où il se fait des cicatrices rayonnées formées par un tissu fibro-plastique.

Une ophthalmie accompagne fréquemment la morve; elle débute par un larmoiement, puis elle devient purulente; mais, comme l'épithéliôme, elle est toujours consécutive. Est-elle virulente? J'en doute, malgré l'affirmation de Wiborg, quant aux larmes. D'abord, l'ophthalmie consécutive est-elle aussi une lésion locale de la morve? Il n'en a pas encore été parlé dans la discussion. Est-ce une *lésion anatomique*, comme dirait M. H. Bouley? L'admettre et le supposer me paraîtrait assez logique, puisqu'il l'admet et le suppose pour l'épithéliôme; mais cette inflammation dans le *département* des cavités orbitaires, diriez-vous (ne dites-vous pas le *département* supérieur des cavités nasales et le *département* inférieur des fosses nasales?), développée par continuité de tissu sur la muqueuse conjonctive, comme l'épithéliôme *cantonné* dans les sinus, ne présente pas plus que ce dernier aucun des caractères de la morve.

Comme on voit moins bien dans un *département* que dans un *canton*, nous avons donc préféré, nous, explorer les cantons, parce que, moins étendus, on juge mieux et on apprécie mieux aussi les choses qui s'y passent.

Je regrette que M. Goux, sur les indications que M. Riquet lui a fournies, n'ait pas encore apporté dans la discussion les documents qu'il avait en quelque sorte promis à la Société, documents qui doivent, paraît-il, à l'aide de chiffres, porter la plus vive lumière au cœur même de la question. Pour ma part, je regretterais sincèrement de ne les pas connaître; mais M. Goux tiendra sa promesse, j'en suis bien convaincu, et nous n'y perdrons rien pour attendre.

M. Signol, un peu piqué de la justesse de mes observations sur la *facture* de ses expériences, m'a demandé si j'avais deux manières de faire relativement à mon article du 14 mars 1861 publié dans *la Science pour tous*, article qu'il me paraît n'avoir réellement lu qu'avec très-peu d'attention. Je lui ai déjà adressé un reproche à ce sujet : je ne veux pas le renouveler ici; seulement, une autre fois, et pour sa gouverne, qu'il accuse avec moins de légèreté et surtout à bon escient; avant d'articuler un grief quelconque, qu'il se renseigne, comme il aurait pu le faire lui-même, en comparant ce que j'ai écrit dans *la Science pour tous* du 14 mars avec ma communication, faite également le 14 du même mois, à la Société impériale et centrale de médecine vétérinaire.

Si j'ai moins souvent parlé du mélange de noix vomique en poudre et d'arsenic, relativement aux sels de strychnine et à l'extrait arsenical de noix vomique, ce n'est pas que je le repousse comme agent thérapeutique, malgré cependant qu'on doive préférer à la substance en nature, et à cause de leur action plus prompte et aussi plus certaine, les principes immédiats combinés ou rapprochés en extrait. Il y a plus : ce mélange me paraît présenter, dans son usage, quelque danger. Donné dans l'avoine et sous un volume beaucoup plus considérable que les sels ou les extraits, il pourrait arriver que, par distraction ou par oubli, des grains fussent mangés par les personnes chargées de donner des soins aux animaux, surtout si elles ne sont pas prévenues, et de la sorte causer des accidents. Ce mode d'administration du remède demande aussi une surveillance plus attentive que les autres préparations tétaniques données en pilules, et que les animaux prennent en quelques secondes, tandis qu'il leur faut toujours un certain temps pour prendre leurs repas ainsi *empoisonnés*. Telles sont les raisons qui me font trouver dangereux, dans la pratique, le mélange brut de noix vomique et d'arsenic, que M. Martin (de Brienne) donne avec tant de succès dans le traitement curatif de la morve chronique au début.

A ce sujet, M. Hering, dans le *Repertorium* (1861), comme nous, recommande la patience et la circonspection; il engage les praticiens « à s'assurer de la nature du mal et à ne pas essayer sur des animaux trop débiles ou malades depuis longtemps ». C'est aussi le conseil que nous avons donné, et de bien surveiller les sujets, même après la guérison, s'il y a lieu. Comme nous, il ne recommande pas de tuer les animaux pour s'assurer s'ils sont *guéris;* il fait certainement mieux : il reste, ainsi que nous, dans les données fournies par l'anatomie pathologique des lésions que j'ai appelées *secondaires*. M. H. Bouley ne leur aurait pas accordé, assurément, autant d'importance, s'il les eût autrement appréciées d'abord, en les distinguant par leurs caractères, au lieu de se borner à une nomenclature aussi sommaire que peu philosophique; et c'est pour avoir envisagé d'une manière beaucoup trop générale les altérations si variées de la morve chronique, en leur attribuant la même valeur, qu'il les a ainsi toutes confondues entre elles.

Ainsi, je comprends très-bien qu'on sacrifie un animal, non pas pour s'assurer si les altérations, principalement du poumon, sont guéries, mais pour apprécier comment elles étaient, pour la plupart ou toutes, inguérissables.

Nous sommes aussi de l'avis du savant M. Hering quant aux inoculations à pratiquer avant et après la maladie.

La morve que j'ai dite récente ou au début est précisément celle qui se trouve être exprimée par les trois symptômes positifs de la morve; et je suis bien encore ici d'accord avec M. Hering, qui pense que chacun des trois symptômes pathologiques, pris isolément, est curable, et que l'on est toujours tenté d'espérer les guérir quand ils sont réunis sur le même sujet. Assurément, si MM. Ercolani et Bassi, M. Martin et aujourd'hui beaucoup d'autres, ont guéri et guérissent des chevaux morveux avec les signes, les symptômes caractéristiques, c'est qu'il y avait des lésions secondaires peu nombreuses, peu étendues ou d'une nature moins grave que d'autres dans l'organe pulmonaire, lesquelles ont été arrêtées et guéries en même temps que les caractères physiques certains disparaissaient dans le nez et dans les ganglions; assurément aussi, si M. U. Leblanc, MM. Riquet et Signol, et M. H. Bouley, lui aussi, par des expériences qui laissent beaucoup à désirer, puisque l'esprit qui les guide n'est pas dans la véritable voie, n'ont pu parvenir à faire complétement disparaître tous les symptômes tangibles et non tangibles sur la pituitaire, dans les ganglions sublinguaux, ainsi que dans le poumon et ailleurs aussi, c'est qu'il y avait des altérations tellement graves et profondes, et si différentes par leur nature, que désormais il n'était plus possible d'espérer la guérison des animaux fatalement condamnés à la mort.

Je veux répéter encore, puisque je suis le premier à établir ces distinctions, que, dans le diagnostic de la morve chronique, le jetage et les chancres ont une valeur caractéristique positive et absolue; l'engorgement des ganglions, lui, une valeur seulement relative; et que les autres lésions dans les autres organes, quelles qu'elles soient, ont une valeur absolument négative quand elles existent seules, et qu'il est impossible d'affirmer, si on les rencontre isolément dans les organes, qu'elles appartiennent véritablement à la morve, puisqu'on ne reconnait que trois symptômes réellement caractéristiques.

Dans la pratique, on ne devra pas se borner à l'administration des préparations tétaniques arsenicales pour combattre la morve : elles devront aussi être données comme préventifs. Ainsi, lorsque des chevaux seront sous le coup de la morve ou du farcin, il faudra, pour entretenir les sécrétions dans leur état normal et les y maintenir, donner ces agents médicamenteux, afin d'empêcher l'irruption des sécrétions morbides. On sait, en effet, que, sous l'influence de la strychnine et de l'arsenic, les chevaux malades reprennent, avec l'appétit, de l'état et de l'embonpoint, ce qui est toujours de très-bon signe et d'un bon augure, lorsqu'on les voit se continuer pendant le cours des maladies en général.

C'est probablement à cause de la fréquence de la lésion de la membrane des sinus dans la morve chronique déclarée déjà depuis quelque temps qu'il est admis que cette lésion locale est caractéristique de cette affection. Cette opinion n'est pas nouvelle. Autrefois, dans les régiments, on avait l'habitude de conserver pendant des mois, et même des années, les chevaux morveux; mais, d'après une ordonnance ministérielle, il n'est plus accordé qu'un nombre de jours déterminé. Passé cette période, ils doivent être abattus. Mais si c'était un abus de les garder longtemps dans les infirmeries, le même inconvénient se représente en les faisant abattre à bref délai : car beaucoup de chevaux n'ayant que des épithéliômes simples tombent en même temps que les animaux réellement morveux. Il y a donc un triage, un choix à faire entre les uns et les autres, puisque, par la trépanation et un traitement local approprié, on peut radicalement guérir l'épithéliôme, et conserver ainsi beaucoup d'animaux inutilement sacrifiés.

Je crois avoir clairement indiqué comment, à l'aide du diagnostic différentiel, ce triage pouvait s'opérer.

MM. Bonora et Dell' Acqua, professeurs à l'École royale supérieure de médecine vétérinaire de Milan, font aujourd'hui connaître le résultat d'une première série d'expériences qu'ils ont entreprises dans le but de s'assurer de la valeur des sels arséno-strychniques dans le traitement de la morve et du farcin. Ces expériences, qui sont rapportées dans *Il Medico veterinario* (1861, p. 308), ont été terminées le 28 mai dernier. Ils ont donc fait preuve de zèle en se mettant à l'œuvre aussitôt.

Ces deux honorables professeurs ont préalablement tenté deux essais afin de constater la valeur toxique du bi-arsénite de strychnine.

1 gramme de bi-arsénite de strychnine est donné à une jument de l'âge de neuf ans, de race française, réformée et condamnée à être abattue. Depuis quatorze heures, la bête est à jeun. Une heure après l'ingestion, cette jument présente tous les symptômes que j'ai déjà fait connaître se rattachant à l'empoisonnement par la strychnine; mais les parties qui paraissaient le plus avoir été sous l'influence du principe tétanique étaient celles du train postérieur. Trois heures après, l'animal succombait.

La même dose fut donnée à un cheval à jeun depuis douze heures. Au bout d'une heure apparurent les premiers symptômes de l'intoxication tétanique, toujours plus intenses et plus accusés dans le train postérieur; mais, pour neutraliser les phénomènes toxiques de la strychnine, on fit prendre à l'animal 40 grammes d'extrait alcoolique sec de jusquiame, dissous dans 2 litres d'eau et donnés en quatre fois. Soit que l'agent toxique, à cette dose, eût déjà produit de trop grands désordres dans les centres nerveux, ou bien que le contre-poison fût administré trop tard, l'animal tomba pour ne plus se relever; il mourut quatorze heures après. L'autopsie, faite une heure après la mort, démontra des lésions variées propres à l'empoisonnement par la noix vomique.

Dans ce dernier cas, il s'agissait de constater les effets antitoxiques de la jusquiame, afin de pouvoir, au besoin, administrer ce contre-stimulant, si pendant les expériences il se manifestait des symptômes d'empoisonnement.

Cette précaution était sage et très-judicieuse.

Des expériences dont je vais donner le résultat, je n'en rapporterai qu'une seule : la première.

Le cas a trait à une jument de quinze ans, de la taille de 1m.60, de race française, propre au trait, appartenant à un conducteur de voitures publiques. Depuis un mois, cette bête était affectée de la morve du côté gauche; le jetage était abondant, verdâtre et adhérent; la glande sub-maxillaire du même côté était volumineuse, très-dure, bosselée, indolente, fixe et froide; la muqueuse nasale non ulcérée, mais, malgré cela, parsemée de pustules rondes et oblongues assez élevées, annonçant une rupture prochaine, et par conséquent des ulcérations avec l'humeur rongeante.

Le 19 novembre 1860, on administra pour la première fois l'arsénite de strychnine, à la dose de 10 centigrammes, dans de la mie de pain, en formant un bol qui fut divisé en deux parties égales qu'on donna le matin et le soir. Tous les jours on continua l'administration, en augmentant la dose de 5 centigrammes chaque jour. Au quatorzième du traitement, on était arrivé à la dose de 70 centigrammes. Un matin, un quart d'heure après l'ingestion du bol (35 centigrammes), cette jument fut prise de contractions musculaires fortes et intermittentes d'abord, bornées au train postérieur, enfin sur tout le corps; inquiétude très-grande, sueurs générales. La jument, en proie à un mal aussi violent, tomba sur le sol. 20 grammes d'extrait alcoolique sec de jusquiame, dissous dans 1 litre d'eau, sont administrés en deux fois, à un quart d'heure d'intervalle. Aussitôt après avoir pris la seconde moitié de l'antidote, tous les phénomènes cessaient.

Le jour suivant, l'animal se trouvait dans le meilleur état de santé. Il y eut des évacuations alvines; le pouls devint calme et l'appétit bon. Six jours après cet incident, on recommença l'administration de l'arsénite de strychnine en ramenant la dose à 15 centigrammes, et on continua ainsi en augmentant, comme auparavant, la quantité jusqu'à arriver à 60 centigrammes, en interrompant pendant un jour après quatre ou cinq jours consécutifs de traitement.

Il résulte des notes prises que les jours *utiles* de traitement ont été de vingt-cinq, c'est-à-dire que pendant vingt-cinq jours l'animal prit à doses variées, ainsi que nous l'avons rapporté, l'arsénite de strychnine.

On vit l'écoulement diminuer, être moins épais et plus clair, et aussi moins adhérent; enfin, l'engorgement ganglionnaire devint mou, il diminua; la muqueuse du nez reprit sa coloration rouge et l'animal sa gaieté. En somme, l'amélioration était telle qu'il fut déclaré guéri, et, en effet, il fut repris par son propriétaire, le 19 janvier 1861, pour être de nouveau remis en service.

Cette première série d'expériences comprend 12 cas. Pendant le traitement, 4 chevaux présentèrent des phénomènes d'intoxication. Sur le premier, ils se manifestèrent à la dose de 70 centigrammes (arsénite de strychnine); sur le deuxième, à la dose de 55 centigrammes (bi-arsénite); sur le troisième, à 80 centigrammes (bi-arsénite); et sur le quatrième, à la dose relativement faible de 45 centigrammes du même sel. Ce dernier succomba malgré l'administration de l'extrait de jusquiame. On le donna avec succès à deux. Sur un, il suffit de suspendre le traitement.

L'autopsie démontra sur 3 animaux, dont 1 mulet (le quart de 12), l'existence de l'épithéliome des sinus.

MM. Bonora et Dell' Acqua ont constaté la condition morbide particulière des sinus; ils reconnaissent qu'il est important de distinguer cette lésion tant sous le rapport du diagnostic que du pronostic, et ils sont bien d'accord sur le peu de probabilité d'une réussite, si on ne joint pas au traitement arséno-strychnique la trépanation frontale et les injections avec une solution de sublimé corrosif.

Par le dépouillement de ces 12 cas, on voit numériquement que 4 cas de morve ont été guéris; — 2 ont été améliorés. — 3 animaux ont été sacrifiés; — 2 sont morts; — sur 2, aucun avantage n'a été obtenu; — sur 1, le traitement a été insuffisant.

Mais en ne tenant compte que des animaux qui peuvent être soumis avec quelque avantage à ce traitement, il y a réellement : 4 guérisons, — 2 où il s'est montré de l'amélioration, — et 4 aucun avantage. — Total, 10. — Ce qui fait 60 pour 100 d'un avantage marqué dans le traitement.

L'interprétation que j'ai donnée des lésions secondaires de la morve me dispense ici d'autres réflexions; seulement, je dirai que les chiffres auront une bien autre signification quand on ne soumettra plus au nouveau traitement des animaux qui ne présentent réellement plus aucune chance de guérison.

M. le docteur G.-B. Gotti a aussi fait des expériences sur le traitement de la morve et du farcin avec le bi-arsénite de strychnine à la clinique vétérinaire de l'Université royale de Bologne.

Elles sont publiées dans le même journal (page 331).

Il commence par déclarer ne point vouloir discuter sur le mode d'action des sels de strychnine et d'arsenic; il laisse volontiers cette part à d'autres, et se contente de rapporter nûment le résultat de ses expériences et quelques observations qu'il a pu faire.

Il a observé que les chevaux morveux ou farcineux-morveux qui entrent à la clinique vétérinaire de l'Université de Bologne avec des sétons appliqués depuis quelques semaines, si on ne les enlève pas aussitôt, ils empêchent la guérison, ou elle est beaucoup plus longue et plus incertaine.

Cette remarque est intéressante.

Avant d'administrer le bi-arsénite de strychnine, M. Gotti fait prendre aux animaux un purgatif d'aloès.

D'après les registres de la clinique vétérinaire, il résulte que du mois d'octobre 1860 au 6 juin 1861, ont été traités dans les infirmeries : 4 chevaux affectés de morve chronique, — 26 morveux-farcineux. — En tout, 30 animaux.

Sur les 4, simplement morveux, traités avec le bi-arsénite de strychnine, 3 guérirent radicalement. Ces chevaux ont repris leur service ordinaire.

Le quatrième fut sacrifié. Arrivé au trentième jour du traitement, la morve passa à l'état aigu avec éruption farcineuse.

L'autopsie fit voir de graves désordres dans les poumons, une collection purulente (épithéliôme) dans les sinus et dans les poches gutturales (1).

Sur les 26 chevaux affectés de morve compliquée de farcin plus ou moins grave :

10 guérirent complétement et font actuellement un bon service.

4, bien que le traitement soit continué, donnent peu d'espoir de guérison.

9 furent sacrifiés comme incurables.

Les animaux traités dont le résultat est maintenant connu sont au nombre de 23. — 13 sont complétement guéris; — 10 ont été sacrifiés comme incurables. On peut donc établir cette proportion de 56 animaux guéris sur 100 malades.

La section démontra, chez tous les 9, la lésion des sinus à laquelle a été donné le nom d'*épithéliôme.*

L'auteur termine en disant que, d'après ces faits, bien que sommairement exposés, il est permis de conclure « que le bi-arsénite de strychnine est le remède le plus efficace parmi ceux jusqu'à ce jour connus pour combattre la morve chronique, même quand elle est compliquée de farcin plus ou moins grave. »

Comme on a pu le voir par ce que j'ai dit, et même par la relation des expériences que je viens de présenter, il y a, pour résoudre toutes les questions qui se rattachent au traitement curatif de la morve, un très-grand nombre d'expériences à faire. La première à tenter, et cette expérience est actuellement en cours d'exécution, c'est l'inoculation de la morve chronique à un cheval sain et en parfait état, puis le soumettre à la médication tétanique. Le résultat offrira certainement, sous tous les rapports, un grand intérêt, puisqu'il sera bien constaté qu'on n'aura eu affaire qu'aux lésions caractéristiques de la morve, les plus facilement guérissables. Ensuite vient le moyen dont j'ai parlé, celui de s'assurer, sans avoir recours à l'inoculation directe de la matière prise dans un épithéliôme, si réellement cette affection est de la nature de la morve, ainsi qu'on le croit encore généralement. Ce moyen simple, c'est d'inoculer la morve à un cheval ayant une affection des sinus; si l'affection des sinus caractérise l'existence de la morve, l'inoculation restera sans donner aucun résultat; la morve, pas plus qu'une autre affection virulente, ne pouvant se manifester si déjà l'organisme est infecté du principe morveux, en un mot, si la maladie existe déjà. Si elle se produit, la traiter, guérir les lésions locales, les faire disparaître; si l'épithéliôme persiste, pratiquer la

(1) Je ferai simplement remarquer pour le moment que c'est la première fois qu'il est parlé d'une lésion des poches gutturales, à l'autopsie d'un cheval sacrifié pour morve.

trépanation frontale et injecter des sels en dissolution; de cette manière, tout disparaîtra et la guérison sera complète. On pourrait m'objecter que l'altération des sinus est une lésion comme celle des poumons, par exemple, que je considère comme secondaire. Soit. Mais l'anatomie pathologique ne permet plus aujourd'hui, aidée du microscope, de confondre les dépôts élémentaires, organiques, les abcès dans les viscères, avec cette production celluleuse d'épithéliums à plusieurs couches de la membrane dite *muqueuse* des sinus.

Et s'il était vrai, s'il était réellement bien démontré que l'épithéliôme est un caractère de la morve qui a autant de valeur que le chancre, le chancre étant éminemment virulent, l'épithéliôme doit, par conséquent, l'être au même titre et au même degré.

Je devrais m'arrêter ici; mais M. H. Bouley, dans la dernière séance, m'a de nouveau mis dans l'obligation de lui répondre quelques mots sur plusieurs points.

Vous avez vu déjà, Messieurs, quels développements j'ai dû donner en ce qui concerne l'affection des sinus; malgré cela, je n'ai encore abordé qu'un côté de la question : celui de l'anatomie pathologique. Je croyais que M. H. Bouley, qui, sur ce point, avait *pensé que la discussion pouvait être dès à présent abordée*, attaquerait réellement la question; mais il n'en est encore rien, et j'attends; car ce n'est pas, suivant moi, en se servant des mots vagues de *collection purulente des sinus* et de *tapetum*, sans les définir, qu'il fera comprendre, je pense, ce qu'il prétend entendre par ces expressions en anatomie pathologique.

Continuons donc encore notre démonstration.

Mais, avant, disons que notre collègue avait tout d'abord cherché à jeter quelque défaveur sur la question du diagnostic différentiel, que j'ai traitée en commençant la discussion. Eh bien! quoi qu'il en ait dit, je connais assez les auteurs vétérinaires, je le crois du moins, pour lui dire que je ne vois encore que Lafosse fils qui, en 1761, en ait parlé d'une manière très-satisfaisante dans sa *Dissertation sur la morve*. Il est, en effet, très-facile de s'assurer que tous ceux qui viennent après lui, jusqu'à ce jour, ont été bien inférieurs dans leurs descriptions, et qu'aucun n'a connu l'affection des sinus mieux que lui; ses observations d'anatomie sont toutes très-justes, très-exactes, puisqu'il savait ce que beaucoup ignorent aujourd'hui encore : que dans la *muqueuse* des sinus il n'y a pas de *glandes*.

Le fait que je veux signaler encore, c'est que M. H. Bouley, qui a eu mon discours en *épreuve*, a pu saisir le fil de mon argumentation; si bien que, venant après lui, il paraissait avoir raison contre moi, continuant le cours de ma narration. Il faut bien qu'on sache que, répondant à M. H. Bouley, je le faisais sans avoir connu ce qu'il allait dire; tandis que

7

lui avait eu pendant quinze jours, avant la discussion, mon discours imprimé pour y répondre. Mais passons; ce sera la première et la dernière fois qu'un de mes discours sera publié et distribué; que M. Bouley fasse comme moi, qu'il sache donc s'en passer.

M. H. Bouley cherchant, par tous les moyens, à faire tête, a voulu établir des différences entre l'épithéliôme qu'il dit être *morveux*, et l'épithéliôme *non morveux;* et c'est dans les caractères physiques que présenterait la surface de la lésion dans les sinus qu'il a cru trouver ces différences diagnostiques *post mortem*. Ici, la *surface*, je précise à dessein, la surface est tomenteuse quand la membrane est épithéliomateuse; ce qu'il appelle le *tapetum* serait lisse, non irrégulier, quand ce ne serait pas la morve; tandis que, dans la morve, l'irrégularité de la surface serait le caractère essentiellement propre de la nature morveuse.

Pour établir cette différence en pratique, il n'y a qu'un seul moyen: celui de tuer les animaux. Il faudrait, en vérité, avoir un fond inépuisable de complaisance, ou un sentiment d'admiration assez vif pour croire que, par ces différences apparentes, la nature essentielle de la maladie n'est pas la même, et faire deux états morbides d'une lésion qui, d'après l'anatomie pathologique, étudiée au microscope, est toujours identiquement la même. Ces caractères distinctifs sont sans valeur, parce que la lésion se produit ici avec lenteur, là elle se développe plus promptement. Mais tout cela est si peu sérieux, qu'il suffit de voir des animaux ayant une affection simple ou consécutive des sinus pour se convaincre que cette surface devient d'autant plus irrégulière que la lésion emplit davantage la cavité; l'inégalité de compression qui s'établit explique très-bien le front bombé des animaux. Quant aux différences d'épaisseur, il suffit de compter les couches épithéliales de l'hypertrophie. Deux questions bien simples, on le voit, l'une de physique, l'autre d'arithmétique, dont la raison d'être n'a pu être saisie par M. H. Bouley, parce qu'il ne connaît pas encore la véritable nature de la lésion.

Il doit donc paraître extrêmement singulier que l'épithéliôme soit aussi fréquent dans la morve, au point de faire croire qu'il y en a un morveux et un autre non morveux, et pouvant être distingués par des caractères qui n'existent même pas en apparence; car, de deux choses l'une, ou il y a une différence entre l'épithéliôme essentiel et l'épithéliôme chronique ou consécutif, et alors il doit, de toute nécessité, y avoir une différence dans la production qui fournit les éléments morbides. Mais pourquoi l'épithéliôme est-il si fréquent dans la morve chronique avancée? C'est une question d'étiologie que je pose ici; j'y répondrai plus tard. Il pourrait même arriver que sur 100 chevaux affectés de morve chronique, on rencontrât sur tous les cent une affection des sinus, mais consécutive, puisque ce n'est que lorsque la morve existe que l'épithéliôme, dans l'immense majorité des cas, se développe. Les autres altérations peuvent bien se développer avant l'apparition des phénomènes sensibles, tangibles et caractéristiques de la morve; mais quand il existe des dépôts organiques, élémentaires, amorphes dans le poumon, des blastèmes inorganiques, des corps étrangers, pour me faire mieux comprendre, n'ayant en définitive aucun caractère virulent, l'affection des sinus apparaît-elle avec la même fréquence, avec autant de facilité que lorsque les lésions essentielles sont très-développées dans le nez? Évidemment, non! Quand il existe du farcin, un farcin même général, sans aucun phénomène du côté de la tête, l'épithéliôme se rencontre-t-il aussi fréquemment que quand les lésions sont dans les fosses nasales? Assurément, non, encore! Si une lésion des sinus existait, elle serait accusée par le jetage. De même, quand il y a une orchite farcineuse, voit-on toujours l'affection des sinus? Non, et toujours non! Dans quelques cas cependant, mais exceptionnellement, il pourrait exister, il serait alors concomitant. La morve même pourrait apparaître; l'épithéliôme pourrait en provoquer l'explosion, comme un clou dans le pied, par exemple, ou toute autre cause déterminante, lorsque le germe dans les animaux est prêt d'éclore. Mais, alors, l'épithéliôme n'existant que toutes les fois qu'il y a des lésions caractéristiques essentielles dans le nez, et presque jamais lorsque les lésions apparaissent dans le poumon ou partout ailleurs, on est donc obligé de reconnaître, en pratique, que cette lésion, l'épithéliôme, ne se montre que lorsque les altérations sont dans le nez, et même dans certains points des fosses nasales. On sait, par l'observation attentive, Lafosse le savait aussi, que, sur la muqueuse des cavités nasales, les ulcérations, les chancres n'ont pas les mêmes caractères, en raison de la nature des tissus plus ou moins organisés et vascularisés.

Ainsi donc, lorsque des chevaux ne présentent aucun des symptômes positifs dans la tête, et que vous soupçonnez des lésions d'un ordre secondaire dans n'importe quel organe, sacrifiez les animaux, constatez d'abord bien l'existence de ces lésions, et ensuite interrogez les sinus, ce qui devient tout à fait inutile, puisque, si les sinus étaient malades, l'altération serait manifestée par le jetage, la plus simple lésion des sinus, quelle qu'elle soit, s'accompagnant toujours du jetage. Alors, les animaux ne jetant pas, vous avez la preuve qu'il faut des conditions particulières dans les cavités nasales, près des ouvertures de communication, pour déterminer la formation de cette production morbide si remarquable.

Considérer cette lésion d'une manière aussi vague que le fait M. H. Bouley, c'est laisser la question dans le *statu quo* le plus obscur; l'envisager comme je l'ai fait, c'est la faire marcher, c'est la pousser vers une solution, but que je veux atteindre, envers et contre tous, bien entendu mes contradicteurs, quels qu'ils soient.

On peut donc, à l'autopsie des cadavres de chevaux morveux depuis longtemps, souvent rencontrer l'épithéliôme des sinus. Mais remarquez bien qu'on l'observe presque toujours sur ceux dont les altérations sont très-considérables et très-étendues à la partie supérieure des fosses nasales, sur les cornets ou sur les volutes ethmoïdales. Et il est si vrai que cette inflammation spéciale est consécutive à la morve, et toujours par elle provoquée, c'est que l'affection reste unilatérale si la morve est elle-même unilatérale. Quand la morve est à gauche seulement, vous ne voyez pas l'épithéliôme à droite, à moins, dans ce cas, qu'il soit essentiel de ce côté et développé avant l'affection morveuse. Bien plus, inoculez 100 chevaux de la morve, et quand les symptômes caractéristiques seront bien manifestes, qu'ils seront bien morveux, sacrifiez-les, ouvrez-les, et comptez combien il s'en trouvera avec les sinus malades, je veux dire épithéliomateux.

Aujourd'hui, les données si précises fournies par l'anatomie pathologique, étudiée à l'aide du microscope, ne permettent plus de faire admettre, sans autre développement explicatif, *ce que nous appelons*, comme dit magistralement M. H. Bouley, *la collection purulente des sinus*, avec *tapetum*. L'opinion qu'il s'est faite de l'affection des sinus, je l'ai rendue vieille, elle est surannée aujourd'hui, et une opinion, quelle qu'elle soit, ne saurait jamais faire loi, si elle n'est pas établie sur un fait matériel parfaitement démontré.

Peut-il se former dans les sinus une membrane pyogénique? Assurément, oui! Mais elle est toute locale; c'est dans le cas de lésion traumatique. Dans ce cas, la cicatrisation est ordinairement prompte, ce qui permet d'établir, même sans le secours du microscope, qu'il n'y a aucune ressemblance entre cette lésion développée sur l'influence d'une lésion traumatique, et la lésion développée consécutivement, soit à la morve, soit à un ozène, à un coryza aigu ou à la gourme, dans certains cas graves, mais relativement rares, de cette affection. Je le répète encore, lorsque les altérations qui sont la cause déterminante de l'affection des sinus sont éloignées de la tête, comme celle de la morve dans le poumon, et qu'elles y restent localisées, jamais elles ne font apparaître l'épithéliôme; il n'y a que celles qui se montrent dans le nez, et encore sur des points plutôt que sur d'autres de la pituitaire, qu'il se manifeste.

En principe, ce sont toujours les lésions positives, caractéristiques de la morve, qui font naître consécutivement l'épithéliôme, jamais les lésions secondaires.

Je n'en dirai pas davantage sur ce point, réservant la question de l'étiologie pour une autre circonstance.

Une collection purulente est un amas de pus. Mais s'il ne provient pas d'une membrane pyogénique, à la suite d'une blessure, comment se forme-t-il dans les sinus? L'organe que M. H. Bouley appelle le *tapetum*, le produirait-il? Nous savons, nous, comment il se produit du pus dans l'épithéliôme. Le *tapetum* est donc un organe sécréteur. Mais il n'y a pas de *glandes* dans la membrane des sinus. (Lafosse.—*Dissertations*, etc., p. 37. 1761.)

Je ne nie pas, d'une manière absolue, qu'il puisse y avoir quelquefois des *collections purulentes des sinus*, sans épithéliôme, bien que jamais je n'en aie vu; mais ce qui m'a étonné, ç'a été de voir M. H. Bouley confondre un produit de sécrétion morbide avec une production hypertrophique de la membrane épithéliale vibratile des sinus. Mais on est loin de rencontrer 95 fois sur 100 *la collection purulente des sinus* seulement su des animaux depuis peu de temps morveux. Bien plus, si on rencontr 95 fois sur 100, ou 100 fois sur 100 *des épithéliômes*, c'est qu'il y a des conditions étiologiques confirmées par les altérations dans les voies supérieures des cavités nasales. Quand l'épithéliôme remplit de sa production les sinus, et qu'alors le tissu hypertrophié fait effort en repoussant l'os frontal comme pour sortir au dehors, il ne se forme plus autant de pus. Je crois avoir déjà dit que l'affection des sinus fournit plus de pus au début, et que ce produit morbide diminue au fur et à mesure que la cavité se remplit. Et puisque j'avais soulevé une question nouvelle d'anatomie pathologique, M. H. Bouley, qui voulait l'aborder, aurait dû d'abord nous dire ce qu'il entend par *collection purulente des sinus*; comment elle s'y produit, et comment se forme *ce tapetum*, dont nous n'avons jamais entendu parler que par lui seulement. Certes, s'il en avait fait une description même sommaire, on aurait pu comparer sa description avec celle que j'ai brièvement donnée. Nous sommes donc obligé de dire que, jusqu'à présent, il n'a point encore parlé d'anatomie pathologique, à moins, cependant, qu'il ne veuille faire admettre que les mots souvent vagues et obscurs dont il se sert suffisent pour une démonstration qui a besoin, au contraire, d'être claire et précise.

Interprétant mal ce que j'ai écrit sur le nouveau traitement par les arsénites de strychnine, M. H. Bouley a cru et croit encore que j'admets qu'on peut obtenir *la guérison de la morve* sur tous les chevaux atteints indistinctement. Si M. H. Bouley avait relu ma communication du 14 mars dernier, il ne serait pas resté dans cette erreur.

Quoi qu'il en soit, lorsqu'on soumet un animal morveux à la *médication tétanique arsenicale*, s'il n'y a que les symptômes caractéristiques, isolés ou réunis, il y a toute chance de guérison à espérer, et même si les lésions dans le poumon ne font que commencer, on peut les arrêter, ou arriver assez à temps pour les empêcher de se développer. Mais si déjà elles existent en plus ou moins grand nombre dans le poumon, les articulations, ou partout ailleurs, on ne doit pas compter sur une *seule* chance de guérison. La plus grande difficulté, en pratique, consiste donc à s'assurer d'abord de l'état du mal, de son étendue, et de le juger autre part que dans le nez, où il est guérissable quand il y existe seul, qu'en un mot il y est localisé. Ces cas sont les plus rares relativement. Ce n'est pas tout ; il y a encore une autre difficulté qui peut survenir : c'est celle de voir apparaître l'épithéliôme pendant le traitement ; car il peut arriver que les lésions locales graves, peu développées près des ouvertures du nez, sur la partie visible, soient très-considérables près des sinus ; que les membranes soient aussi très-épaissies ; malgré cela, si vous les faites disparaître, et que l'épithéliôme persiste, de toute nécessité il faudra avoir recours à la trépanation.

On peut juger par là combien la guérison de la morve est difficile, et combien, par conséquent, peu nombreux doivent être les cas de guérison, si on ne sait faire un choix convenable avant de commencer le traitement. C'est pourquoi j'ai dit que les expériences faites par quelques-uns de mes collègues laissent beaucoup trop à désirer pour être prises en considération.

Il ne me reste plus qu'à relever encore quelques petites erreurs. C'est ce que je vais faire, avant de terminer ce qui me reste à dire devant la Société.

M. H. Bouley me reproche de faire un *solécisme*, d'altérer, en un mot, le langage scientifique, en francisant *épithéliôme*, que j'ai traduit de l'italien *epitelioma*. M. H. Bouley soulève ici, comme toujours, sans la résoudre, une question de philologie que je pourrai bien un jour discuter avec lui, quand il aura terminé celle d'anatomie pathologique sur la *collection purulente des sinus* et le fameux *tapetum*. Mais, quoi qu'il fasse ou qu'il dise, j'y reviendrai en temps opportun. En attendant, vous pouvez, à votre aise, *jouer* avec le mot, le critiquer ; mais le contester, non. Je l'ai francisé, c'était mon droit de traducteur, et personne, que je sache, n'a rien à y voir ici.

M. H. Bouley m'accuse aussi de vouloir dépouiller les modernes au profit des anciens. Il serait oiseux de répondre à cette accusation ; il ne fait pas de bibliographie, tout le monde le sait ; mais qu'il aille une fois, comme par hasard, en passant, aux sources où je puise, aux origines que je cite, il verra que je laisse, *consciencieusement*, à chacun ce qui lui appartient. Mais Dupuy, puisqu'il est ici question de lui, était un homme beaucoup plus habile qu'on ne me paraît le croire.

Le nom de M. Broca a passé dans la discussion ; je ne connais pas personnellement ce savant micrographe. Mais je suis convaincu que quelques minutes d'entretien, lui faisant voir les choses du côté tout à fait opposé à celui qu'on lui montre, me suffiraient pour le mettre sur la voie d'une recherche au milieu de laquelle M. H. Bouley est complétement en défaut.

C'est avec quelque regret, je l'avoue, que je vois apparaître, indirectement, mon confrère M. Clément. Chargé de préparer du bi-arsénite de strychnine, et n'ayant pu y parvenir, il en a conclu que l'arsénite et la strychnine ne pouvaient se combiner. Mais, de ce qu'il n'a pu parvenir à les combiner, s'ensuit-il, malgré le peu d'affinité que ces éléments ont l'un pour l'autre, que leur combinaison est impossible? Je ne le pense pas.

Dans un travail très-remarquable, publié dans *Il Medico veterinario*, année 1861, p. 182, sur la *salifiabilité* de plusieurs principes organiques immédiats, la quinine, la morphine et la strychnine, avec l'acide sulfurique ou l'arsenic, M. Chiappero, professeur très-distingué de chimie et de pharmacie, après avoir indiqué le moyen d'obtenir l'arsénite et le bi-arsénite de strychnine, ajoute : « Ces deux derniers composés, obtenus par la méthode que j'ai fait connaître, ne sont pas, à vrai dire, des composés absolument purs et bien définis pour répondre, avec toute la rigueur possible, aux formules que je leur ai assignées. Par l'examen le plus attentif, j'ai pu reconnaître simultanément dans ces deux composés la présence du chlore, et sans pouvoir affirmer, pour le moment, sous quelle forme, ou sous quel état de combinaison il s'y trouve ; je serais cependant incliné à les désigner sous le nom de *chloro-arsénite de strychnine.* »

Dans ma communication, ce passage se trouve résumé en une ligne. Nous savions donc déjà que l'acide chlorhydrique, que l'on fait intervenir pour obtenir la combinaison, figure dans la composition de ces sels dans une proportion non déterminée, et que l'arsenic y entre combiné à l'état d'arsénite.

Nous allons le démontrer par l'expérience suivante.

Pour s'assurer si l'arsenic est combiné avec la strychnine, il n'est pas du tout nécessaire d'avoir recours à l'appareil de Marsh.

On prend, ainsi que je le fais ici, une petite quantité de bi-arsénite de strychnine (ce sel a été obtenu par M. Chiappero lui-même); on la met tout simplement dans un petit tube de verre, et l'on chauffe doucement à la flamme d'une lampe à esprit de vin. Bientôt on voit ce sel, qui est blanc, cristallin, se décomposer, devenir jaune, puis noir. La séparation des éléments ainsi opérée, on trouve, après le refroidissement, sur les parois du tube, la strychnine carbonisée et le *miroir arsenical* caractéristique, formé par l'arsenic métallique. Cet appareil, bien simple, est tout aussi fidèle que l'appareil de Marsh, à l'aide duquel on obtient des *taches arsenicales* sur un corps froid, tel que la porcelaine.

M. Clément ne nous a donc rien appris que nous ne sachions bien avant lui, relativement à la difficulté d'obtenir la combinaison de l'arsenic avec la strychnine, si ce n'est que, dans ses essais chimiques, il a *failli* obtenir du bi-arsénite de strychnine. Mais qu'il se rassure, il connaîtra bientôt la manière de préparer l'extrait arsenical de noix vomique; dans cette préparation, la seule qui, probablement, sera utilisée dans la pratique, il y trouvera, à coup sûr, les deux principes qu'il n'a pu unir, séparés, et quelquefois même combinés.

Je ne terminerai pas, Messieurs, sans vous dire que, depuis que nous discutons, une version sans crédit a été répandue; et c'est sous l'empire des préventions qu'elle a fait naître que la discussion a été entamée. Voici cette version. On a dit que l'armée française de passage à Turin, au commencement de 1859, avait fait conduire, d'après l'avis des vétérinaires, des malades à l'École de cette ville, et qu'en les rendant guéris on avait déclaré, dans cet établissement, qu'ils avaient été atteints de *morve*. Ceci vous explique comment M. H. Bouley a pu vous dire ici que la morve qu'on voyait à Turin n'était peut-être pas comme celle que l'on voit à Paris; en un mot, une morve de *fantaisie*. Rappelez-vous que notre armée était en Italie en 1859, et que ce n'est qu'un an après sa rentrée en France que les expériences sur la morve, avec les arsénites de strychnine, ont commencé. Quoi qu'il en soit, je suis autorisé à déclarer : *Qu'il n'est jamais entré un seul cheval à l'École de Turin, morveux ni non morveux.* Je donne donc ici le démenti le plus formel et le plus absolu à quiconque affirme y en avoir conduit un; celui qui osera l'affirmer, devant ma déclaration, dira tout le contraire de la vérité.

J'ai eu plusieurs fois raison de dire que tout ce que mon collègue avançait n'était pas sérieux; allant jusqu'à affirmer, sans preuve, sans fait, que l'affection des sinus, la collection purulente des sinus et son *tapetum*, ainsi qu'il l'appelle, est un caractère morveux d'une valeur égale à celui des chancres. Puisque vous le dites, prouvez-le, autrement vous n'en savez rien. Mais si, par impossible, toujours sous l'impression de vos préventions, il ne vous était pas donné d'y parvenir, nous nous engageons, nous, à le démontrer. Il nous sera possible, n'en doutez pas, sur un sujet aussi neuf que l'épithéliôme des sinus, de présenter encore quelques idées originales.

Si donc, comme je l'ai déjà dit, on trouve de la ressemblance dans quelques points du discours de M. H. Bouley et mes considérations, il faudra ne pas oublier que j'ai parlé immédiatement après lui; qu'il a eu pendant quinze jours mon discours pour y répondre; que, moi, je n'ai pas eu celui qu'il avait sous les yeux. Quant aux objections qu'il a pu me faire, il n'y a là, on le voit, d'après cette explication nécessaire, rien de bien surprenant. Mais, ce qu'il m'importe de bien établir, c'est qu'il n'y a aucune corrélation, aucun rapport entre les motifs de sa réfutation et la raison de mes déductions; et que mes considérations sont bien toutes rattachées entre elles par un lien philosophique, qui leur donne un véritable caractère d'originalité.

J'ai fait la proposition de nommer une commission de cinq membres pour soumettre au contrôle de l'expérimentation ce nouveau traitement de la morve. La Société prononcera sur cette proposition.

Quoi qu'il en advienne, et quoi qu'il en soit aussi des opinions de M. H. Bouley sur ce traitement, ainsi que sur l'épithéliôme des sinus, je n'ai eu, dans cette longue discussion, la prétention de convertir personne, chacun pouvant se convertir soi-même. Mais j'ai cette conviction, qu'il en sera pour la morve comme il en a été pour la *guérison infaillible* du javart cartilagineux par le procédé de M. Mariage. A cette époque, M. H. Bouley fut déjà, comme aujourd'hui, *saisi de stupéfaction;* et il arriva que le mot si *émotionnant* pour lui, et si agréable pour d'autres, *guérison*, ainsi que la chose, était parfaitement vrai; que leur union n'avait rien de disparate; au contraire, qu'ils allaient très-bien ensemble. Pourquoi n'en serait-il pas ainsi pour la morve? Espérons donc que la vérité, cette fois encore, fera son chemin malgré lui et contre lui.

M. H. BOULEY ne veut pas revenir sur la discussion ; il s'attendait à trouver dans le travail dont M. Prangé vient d'achever la lecture des faits démonstratifs de la valeur de la nouvelle méthode de traitement préconisée par les professeurs de Turin, faits recueillis par M. Prangé lui-même et garantis par lui; M. Prangé s'est abstenu d'en produire. Ceux qu'il relate ne lui appartiennent pas; ils viennent encore d'outre-mont, et dans une proportion tellement prodigieuse que M. Bouley ne peut pas se défendre de rester incrédule jusqu'à nouvel ordre.

Comment se fait-il donc que ces faits-là, nous ne puissions pas les reproduire ici? car ce n'est pas seulement à Alfort, ce n'est pas seulement à Paris, que la nouvelle méthode n'a pas donné tout ce que l'on a promis en son nom : c'est aussi à Lyon. M. le professeur Rey vient de faire connaître, dans un article de la *Gazette médicale de Lyon*, qu'il avait expérimenté le nouveau traitement sur quinze chevaux morveux , et qu'il n'avait pas obtenu un seul succès. Que penser, en présence de pareils résultats, de ces guérisons, dans la proportion de 70 sur 100, dont il est parlé dans le mémoire de M. Prangé? M. Bouley craint qu'on ne se fasse illusion en Italie, et, pour prouver combien il faut se mettre en garde contre des conclusions trop hâtives, il rapporte le fait suivant :

Dans le courant du mois de juin, un cheval a été envoyé à l'École par M. Vatel, pour y être traité d'un jetage de mauvaise nature par la narine droite. Les ganglions sous-glossiens étaient un peu indurés; il n'y avait pas de chancre encore. Ce cheval avait été acheté tout récemment sur le marché aux chevaux, à un maquignon. Son acquéreur avait été tenté par son prix peu élevé. On le soumit à l'École au traitement arsenical suivant la formule de M. Martin. Au bout d'une quinzaine de jours de ce traitement, un chancre se manifesta sous l'aile du nez, du côté du jetage : tous les symptômes de la morve se trouvèrent ainsi réunis. Le traitement fut continué, et trois semaines après il y avait un amendement notable dans l'état du malade : le chancre était cicatrisé, le jetage nul; l'engorgement ganglionnaire seul persistait, quoique à un moindre degré.

Sur ces entrefaites vint à Alfort un malheureux ouvrier qui venait de perdre son unique cheval. Je demandai au propriétaire de celui dont je viens de parler la permission de le lui confier, afin de voir ce qu'il deviendrait par le travail, et si sa guérison était aussi certaine qu'elle le paraissait. J'obtins facilement le consentement que je réclamais, et notre malade, guéri en apparence, fut soumis à un travail journalier.

Supposez que je l'eusse perdu de vue : c'eût été là, dans une statistique complaisante, un cas de guérison. Il y a quelques jours, l'homme auquel j'avais confié ce cheval vint me prévenir qu'il était mort, à la suite de tranchées rouges, dans son écurie à Belleville. J'envoyai chercher son cadavre par l'équarrisseur de l'École, et l'autopsie en fut faite. Eh bien! que démontra cette autopsie? Que la guérison de cet animal n'était qu'apparente, car nous avons constaté l'existence d'ulcérations dans les parties supérieures des cavités nasales; le sinus du cornet supérieur droit était rempli de pus; les poumons étaient farcis de tubercules, au milieu desquels se rencontraient quelques abcès métastatiques récents. D'après les renseignements que me donna le conducteur de cet animal, le jetage réapparaissait par le travail. Voilà, Messieurs, l'histoire complète d'un cas de guérison apparente d'un cheval morveux par le traitement strychnique et arsenical.

Si l'on pouvait suivre jusqu'à leur mort tous les malades prétendus guéris, j'ai de fortes raisons de croire que l'histoire de la plupart ressemblerait à celle-ci.

M. SANSON. — Je me suis abstenu jusqu'à présent de prendre part à cette longue discussion, parce que la question principale qui en a fait l'objet me paraît être uniquement du ressort de l'expérimentation clinique. Ce n'est pas par des dissertations que l'on arrivera jamais à nous convaincre de l'efficacité du traitement que l'on préconise contre la morve; c'est en nous apportant des observations complètes de guérison ou en nous montrant un nombre suffisant de chevaux morveux guéris par ce traitement.

Mais l'obstination avec laquelle notre collègue M. Prangé a constamment affirmé, dans tout le cours de la discussion, l'existence du prétendu biarsénite de strychnine à l'aide duquel des guérisons auraient été obtenues en Italie, malgré l'objection péremptoire qui lui a été opposée, cette obstination me fait un devoir d'intervenir. Il importe surtout, Messieurs, que les personnes étrangères à la chimie soient édifiées en ce moment sur la valeur de l'expérience qui vient d'être faite sous vos yeux. M. Prangé persiste à considérer cette expérience comme pouvant être victorieusement opposée aux résultats négatifs obtenus par M. Clément avec l'appareil de Marsh. Il ne veut pas tenir compte des remarques que je lui soumettais tout à l'heure, dans un *à parte*, pour le convaincre de son erreur.

Il n'était pas bien difficile de prévoir à l'avance que, dans les conditions qui ont été indiquées pour la préparation du prétendu arsénite de strychnine, la combinaison annoncée ne pouvait pas avoir lieu. Les phénomènes chimiques obéissent à des lois parfaitement déterminées. Ces lois, dans le cas dont il s'agit, légitimaient la prévision que je viens d'énoncer. Ce n'eût pas été une raison suffisante, toutefois, pour ne pas vérifier l'existence du nouveau sel préconisé, s'il se fût présenté avec l'entourage de garanties que la science exige ordinairement pour ces sortes de constatations. En chimie, où tout est précis et exact, aucun fait nouveau n'est considéré comme vrai, qu'autant que sa réalité a été authentiquement établie par le contrôle d'hommes compétents. Ce contrôle a-t-il eu lieu pour le singulier sel qui a joué un si grand rôle dans tout votre débat? Ses caractères cristallographiques, sa constitution chimique, sa formule atomique, bien que n'ayant pas été vérifiés par la section de chimie de l'Académie des sciences, ont-ils été seulement indiqués? Point du tout. Et quand l'autorité d'un Liebig ou d'un Berthelot ne serait pas même suffisante pour assurer à ce prétendu nouveau sel ce que j'appellerai son *état civil* dans la science, ce n'est point assez, apparemment, de celle du pharmacien italien qu'invoque ici M. Prangé.

On serait donc en droit, même *à priori*, de ne pas admettre au débat le biarsénite de strychnine auquel sont attribuées les cures merveilleuses qui nous ont été annoncées, si d'ailleurs l'appareil de Marsh n'avait démontré que le sel strychnique administré aux chevaux morveux ne contient pas un atome d'arsenic.

Cela me conduit à examiner l'expérience à l'aide de laquelle M. Prangé prétend avoir mis en évidence la présence de l'arsenic dans ce composé.

J'ignore l'effet que le résultat de cette expérience a pu produire sur vous, Messieurs; mais je suis fâché que l'intérêt de la vérité m'oblige à le dire, la seule impression que j'en aie ressenti, en particulier, c'est que notre collègue a un peu oublié les notions élémentaires de chimie qui lui ont été enseignées pendant le cours de ses études classiques.

S'il en était autrement, en effet, il saurait que cette matière noire, légèrement irisée sur ses bords, qu'il voit au travers des parois de son tube et que les yeux de la foi lui font prendre pour ce qu'il appelle un *miroir arsenical,* ne peut pas être de l'arsenic. Il voit là ce qu'il verrait en considérant, dans les mêmes conditions, le résidu de l'incinération d'un sel organique quelconque; il y voit le résidu charbonneux que laissent tous ces sels. Et quand même la question pourrait être douteuse, il faudrait encore, avant d'admettre la présence de l'arsenic, soumettre ce résidu au contrôle des réactifs qui permettent de le distinguer des corps avec lesquels il a de l'analogie. Après cela, il est bien permis à notre collègue d'être un peu novice en fait d'expériences chimiques, à la condition toutefois qu'il voudra bien consentir à faire un peu plus cas des résultats positivement annoncés par les chimistes de profession.

Mais, je le répète, si M. Prangé s'était souvenu des principales propriétés de l'arsenic et des composés arsenicaux en général, il saurait que l'arsenic s'oxyde avec une telle facilité, au contact de l'air, qu'il n'existe nulle part dans la nature à l'état de pureté, et que ce métalloïde ne peut être conservé dans les laboratoires que sous l'eau; il n'ignorerait pas surtout qu'on ne saurait le chauffer dans un tube ouvert, sans le faire passer immédiatement à l'état d'acide arsénieux, qui est d'un beau blanc, comme vous savez. En admettant donc que le charbon produit par l'incinération de la base organique d'un sel arsenical pût réduire l'acide arsénieux avec lequel elle est combinée, — ce qui n'est pas démontré, — cette réduction ne pourrait se maintenir qu'en l'absence de l'air ou de l'oxygène, celui-ci devant immédiatement rétablir l'acide arsénieux, et la chaleur produite le volatiliser.

Voilà, Messieurs, ce qu'enseigne la chimie, et ce qui prouve qu'au fond du tube que vous montrait tout à l'heure M. Prangé il ne peut point y avoir d'arsenic. Notre collègue a fait brûler devant vous du chlorhydrate de strychnine, et il a obtenu ni plus ni moins que ce que l'on obtient en pareil cas, c'est-à-dire un charbon particulier.

Je tiens beaucoup à ce que les remarques que je viens de vous présenter soient consignées entièrement dans le *Bulletin* de la séance; car il est important que l'on sache bien que si les résultats thérapeutiques annoncés sont exacts, les préparations arsenicales n'y sont absolument pour rien.

Séance du 14 novembre 1861.

M. PRANGÉ. — Messieurs, dans la dernière séance, M. Sanson, avec une grâce charmante et une parfaite convenance, m'a dit de ces mots que lui seul peut faire passer sans les rendre blessants. Je rends hommage à son tact et à son habileté; c'est un écrivain d'un mérite particulier et qui écrit encore avec beaucoup plus de facilité qu'il ne parle. D'abord, j'avais entendu quelques lignes, et, je ne m'en plains pas, il se trouve qu'au *Bulletin* je suis honoré d'une réplique de deux grandes pages. J'ai dit une réplique, d'autres y verraient peut-être une vive satire; mais M. Sanson possède tout à la fois, chacun le sait, une autorité en agriculture, en chimie, en médecine vétérinaire; c'est l'Aristarque des publications vétérinaires et agricoles. J'aurai donc quelque peine à sortir de la position qu'il m'a faite dans la discussion.

Cependant, il faut que je réponde, ne fût-ce que par politesse. Je laisserai de côté les généralités, dans lesquelles il me serait possible de parler de philosophie, d'entendement, de dialectique, d'analyse, de synthèse, d'entité, d'induction, de déduction, d'analogie, d'idées, de fait, de raisonnement, de logique, de poids, de mesures, de balance, de compas, d'équerre. Ces mots, et beaucoup d'autres encore, sont bons à placer; mais, pour le moment, n'en parlons que peu.

Venons au fait.

Pour parler d'un fait, surtout dans une Société que l'on respecte, il faut l'avoir étudié, le connaître et avoir fait, pour l'apprécier, tous les travaux, toutes les études qu'il serait banal de retracer, et que tout le monde soupçonne.

Quand je vous ai parlé du bi-arsénite de strychnine, Messieurs, j'avais été longtemps à l'étudier, j'en connaissais la composition, cela résultait des analyses que j'avais pratiquées. Sans doute, j'aurais pu m'être trompé, *errare humanum est, sed diabolicum perseverare*; en vérité, je ne crois point encore avoir persévéré dans l'erreur. J'ai été un peu surpris de la réfutation de M. Sanson, qui s'était, comme il sait si bien le faire, posé en *chimiste-expert*; j'ai compris de suite, puisqu'il y avait parti pris de la part de mon adversaire de s'en tenir à des mots, que c'était par un nouveau fait que je devais lui répondre.

Si M. Sanson n'était point un habile chimiste, si, en sa qualité d'ancien chef des travaux chimiques de l'École vétérinaire de Toulouse, il n'avait pas cette habitude des analyses et des manipulations qu'il a pu acquérir dans sa très-longue pratique, j'aurais compris qu'il me réfutât par des paroles. Mais, en réalité, tout ce qu'il a dit est un assemblage d'erreurs adroitement présenté. Dans l'espèce, pour me faire des objections convaincantes et victorieuses, que fallait-il faire? Recourir à l'observation; mais, comme le dit si élégamment M. Sanson, « il est bien plus commode de décider toutes choses au gré de sa fantaisie, et de trouver dans sa propre pensée la raison analogique de ce qui *doit être*, que de rechercher péniblement, dans l'observation, ce qui *est* réellement. » M. Sanson a bien raison quand il parle; mais quand il agit, ce n'est plus du tout la même chose : il mêle et confond ce qu'il avait si bien dit, et il le dit avec une adresse qui pousse à la conviction. Cela me rappelle qu'Aristophane met en scène un particulier qu'un de ses camarades exhorte à devenir homme d'importance, et pour l'encourager il lui dit : « Vous n'aurez qu'à vous conduire comme « vous faites présentement, mêlant et confondant toutes choses. Faites va- « loir vos talents : vous avez la voix âpre et beaucoup de malice. Vous êtes « toujours dans la place publique : vous avez tout ce qu'il faut pour faire « autorité. »

Loin de moi la pensée de vouloir appliquer à M. Sanson toute l'étendue de ma citation; j'y ai recours pour faire mieux saisir à quel degré d'aberration on arrive lorsqu'on quitte les voies de l'observation, dans lesquelles on devrait toujours strictement se renfermer.

Vous vous rappelez, Messieurs, l'expérience chimique que j'ai répétée devant vous dans la séance du 8 août, pendant mon dernier discours sur la question de la morve. Cette expérience n'était qu'un des moyens pratiques à l'aide desquels on arrive à démontrer la présence de l'arsenic combiné avec une base. En décomposant l'arsénite de strychnine par la chaleur, dans un tube de verre, il s'est passé, ainsi que vous l'avez pu voir, ce simple phénomène : c'est-à-dire qu'une partie de l'acide arsénieux a été réduite par le charbon formé par la strychnine; l'autre, volatilisée, est allée se déposer sur les parois froides du tube sous la forme d'une poudre blanche, ce qui ne se serait pas produit, si, comme l'affirme et le soutient M. Sanson, c'eût été de l'acide chlorhydrique au lieu de l'acide arsénieux. M. Sanson a nié d'une manière absolue, s'appuyant, comme toujours, sur raisonnement. Il est vrai qu'on peut obtenir des *miroirs* avec des charbons, mais seulement avec des charbons minéraux qu'on calcine pendant longtemps dans des tubes semblables à celui dont je me suis servi; jamais on n'en obtient avec les charbons végétaux. Il faut donc déjà faire cette distinction importante; mais M. Sanson, savant chimiste, lui, n'y regarde pas de si près. Soit. Je ne sache pas avoir brûlé devant vous un charbon quelconque de provenance minérale : ce que j'ai mis dans mon tube était bien une poudre blanche. M. Sanson sait que les charbons dont je veux parler sont noirs apparemment. Je n'insiste pas. M. Sanson a avancé que je n'ai point donné les caractères cristallographiques de l'arsénite de strychnine; cependant, dans ma communication faite dans la séance du 14 mars 1861, page 436, j'ai dit. « L'arsénite de strychnine est en petits cristaux prismatiques très-blancs, transparents; il ne renferme point d'eau de cristallisation. »

Passons.

M. Sanson s'est appuyé sur les résultats négatifs obtenus par M. Clément, qui dit n'avoir pu parvenir qu'à former un chlorhydrate de strychnine, sel qu'il a soumis à l'appareil de Marsh. Je crois que M. Clément a, malgré lui, obtenu un sel d'arsenic, et qu'il a oublié que je dis, page 437 (*loc. cit.*): « L'arsénite de strychnine se dissout dans 300 parties d'eau froide. » Quand il rapporte « que les cristaux qui se sont formés, soumis à l'appareil de Marsh, après avoir été lavés avec le plus grand soin, n'ont pas donné la plus petite tache arsenicale, » il ne dit pas dans quelle quantité d'eau ils ont été lavés; d'où je conclus que, dans plus de 300 parties d'eau froide, tout l'acide arsénieux a été dissous. Alors il ne lui est plus resté qu'un chlorhydrate qui ne pouvait effectivement point donner de taches arsenicales, tout l'acide arsénieux se trouvant dans l'eau-mère, c'est-à-dire l'eau du lavage. Quant au précipité blanc formé par l'azotate d'argent, rien n'était moins étonnant que sa production, puisqu'il reste quelquefois dans les sels d'arsenic à base de strychnine une certaine quantité d'acide chlorhydrique qu'on ne parvient pas toujours à enlever, même par un lavage exécuté *pour cela,* comme dit M. Clément, *avec le plus grand soin.*

M. Sanson, s'autorisant des tentatives infructueuses de M. Clément, s'est donc, lui aussi, trompé, puisque je ne vois dans ses dénégations aucune observation, aucun fait qui lui soit personnellement propre. C'était pourtant ici le cas, lui qui parle *si* souvent, je devrais dire *trop* souvent, de l'observation.

La réaction qui s'est passée dans mon tube est bien telle que je l'ai énoncée. Le sel que j'ai fait voir est entièrement formé de cristaux : c'est bien un sel; si c'eût été un simple mélange, on aurait distingué les cristaux particuliers à la strychnine d'avec l'acide arsénieux, qui, lui, ne cristallise point. M. Sanson sait certainement cela, lui qui est chimiste.

Enfin, M. Payen, membre de l'Institut de France, professeur au Conservatoire des arts et métiers, l'un de nos plus savants chimistes, nous a fait l'honneur d'examiner notre sel. Dans tous les essais auxquels il l'a soumis, toujours la présence de l'acide arsénieux a été démontrée, combiné avec le principe immédiat de la noix vomique, la strychnine; et, de plus, la solution de ce sel, traitée par l'azotate d'argent, n'a pu y démontrer la moindre trace d'acide chlorhydrique : ce qui vient confirmer ce que j'ai dit plus haut, que l'arsénite de strychnine peut être obtenu, quand l'opération est bien conduite, dans le plus grand état de pureté.

Ce qui précède prouve, une fois de plus, avec quelle déplorable facilité on peut se laisser entraîner à parler de choses qu'on ne connaît pas, de faits qu'on n'a pas observés. Sans doute, il y a loin d'un novice qui expose avec simplicité des faits réels, à ceux qui ne craignent pas de prendre la parole pour parler sans savoir. Ces orateurs ne pourraient, certes, pas encourir le reproche et les conseils qu'un personnage de *Gil Blas* adresse à un de ses amis : « La crainte de mal parler t'empêche de rien dire au ha- « sard, et, toutefois, ce n'est qu'en hasardant des discours que mille gens « s'érigent aujourd'hui en beaux esprits. Veux-tu briller? tu n'as qu'à te « livrer à ta vivacité, et risquer indifféremment tout ce qui te viendra à la « bouche ; ton étourderie passera pour une noble hardiesse. Quand tu dé- « biterais cent impertinences, pourvu qu'avec cela il t'échappe seulement « un bon mot, on oubliera les sottises, on retiendra le trait, et l'on con- « cevra une haute opinion de ton mérite; et c'est ainsi qu'en doit user « tout homme qui vise à la réputation d'un esprit distingué. » (Lesage,— *Gil Blas*, liv. III, chap. IV.)

M. Sanson, mon collègue, sait quelle considération j'ai pour lui ; certes, je ne me suis point laissé entraîner à faire une nouvelle citation qui pourrait lui être applicable. C'est pour défendre l'observation qu'il apprécie, et les idées chimiques et médicales, les vues agricoles qu'il poursuit en théorie avec un si beau talent, que je crois avoir, de cette manière, démontré les périls de la fausse observation, et les écueils qu'il y a dans la science faite par simple intuition.

9383 PARIS. — Typographie de RENOU et MAULDE, rue de Rivoli, n° 144.

www.ingramcontent.com/pod-product-compliance
Ingram Content Group UK Ltd.
Pitfield, Milton Keynes, MK11 3LW, UK
UKHW020923180726
13838UKWH00002B/727

9 782329 379531